Lynda AOUDIA

Tudo o que precisa de saber sobre as calcificações mamárias

Lynda AOUDIA

Tudo o que precisa de saber sobre as calcificações mamárias

ScienciaScripts

Imprint

Cover image: www.ingimage.com

This book is a translation from the original published under ISBN 978-620-6-71267-1.

Publisher:
Sciencia Scripts
is a trademark of
Dodo Books Indian Ocean Ltd. and OmniScriptum S.R.L publishing group

120 High Road, East Finchley, London, N2 9ED, United Kingdom
Str. Armeneasca 28/1, office 1, Chisinau MD-2012, Republic of Moldova, Europe
Printed at: see last page
ISBN: 978-620-7-63277-0

TUDO O QUE PRECISA DE SABER SOBRE AS CALCIFICAÇÕES MAMÁRIAS

LYNDA AOUDIA

INTRODUÇÃO

Em patologia mamária, existem dois tipos de calcificações: microcalcificações e macrocalcificações. Por definição, as microcalcificações mamárias correspondem a imagens com tonalidade de cálcio de tamanho inferior a 1 mm. As maiores que 1 mm são conhecidas como macrocalcificações. O tamanho destas calcificações é, classicamente, um primeiro elemento de orientação diagnóstica, sendo as macrocalcificações geralmente benignas, ainda que tal nem sempre se verifique. Algumas macrocalcificações, como as calcificações lineares de ramo que excedem um milímetro de tamanho, correspondem a uma etiologia maligna, como o carcinoma inespecífico, anteriormente conhecido como carcinoma intracanal. As microcalcificações representam lesões benignas em cerca de 70% dos casos, enquanto os restantes 30% são lesões limítrofes com elevado risco de transformação maligna, como a hiperplasia ductal ou lobular atípica, ou lesões malignas.

ANATOMIA E HISTOLOGIA MAMÁRIAS

1.Anatomia do peito

O peito é um órgão globular que ocupa a parte anterior-superior do tórax. Situa-se sobre o músculo peitoral, que o mantém no lugar [1]. É constituída principalmente por uma glândula mamária, tecido conjuntivo de suporte e tecido adiposo, todos cobertos pela pele. A parte superior da mama é representada pelo mamilo rodeado pela aréola (fig. 1). É constituída por cerca de quinze ductos lácteos principais, cada um delimitando um lóbulo. Os ductos lácteos abrem-se no mamilo ao nível dos poros lácteos depois de se dilatarem ligeiramente, formando um seio lactífero. Septos fibrosos finos separam os lóbulos, estendendo-se para a derme na superfície anterior da glândula para formar os ligamentos de Cooper, que formam as cristas de Duret (fig. 1).

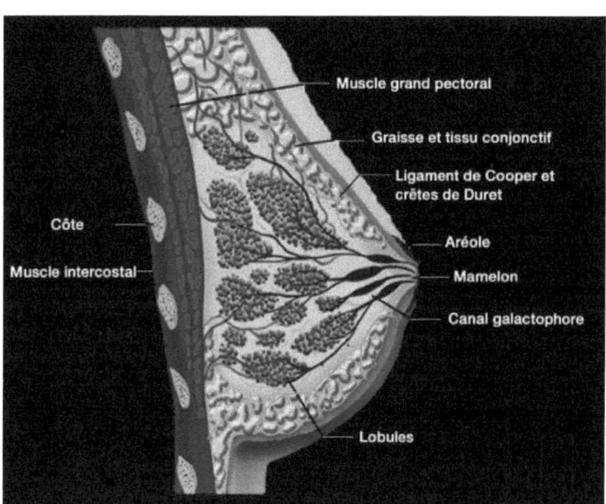

Fig. 1 Estrutura anatómica da mama.

2.Árvore galactófora

A mama é constituída por cerca de quinze ductos lácteos principais, que terminam num poro do mamilo. Estes ductos principais, após uma dilatação denominada seio lactífero, ramificam-se em ductos secundários de médio e pequeno calibre até à Unidade Terminal Ducto-Lobular (UDTL). Esta UDTL é constituída por um galactóforo terminal extra e intra-lobular e por um lóbulo constituído por cerca de dez alvéolos denominados ácinos. O UDTL está inserido num tecido conjuntivo frouxo conhecido como tecido palatino. Todo este tecido está rodeado por tecido adiposo (fig. 2).

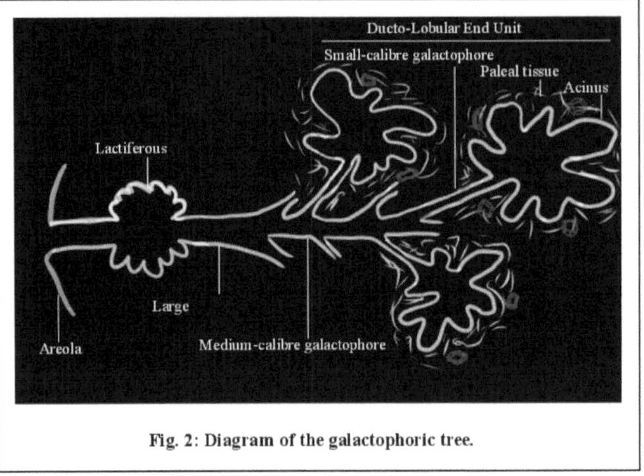

Fig. 2: Diagram of the galactophoric tree.

3.Lembrete histológico

O conjunto da árvore galactófora é constituído por uma dupla camada de células que repousa sobre uma membrana basal em contacto direto com os vasos sanguíneos (fig. 3):

- uma camada interna constituída por células epiteliais cilíndricas responsáveis pela função secretora do leite.
- uma camada exterior constituída por células mioepiteliais responsáveis pela contração.

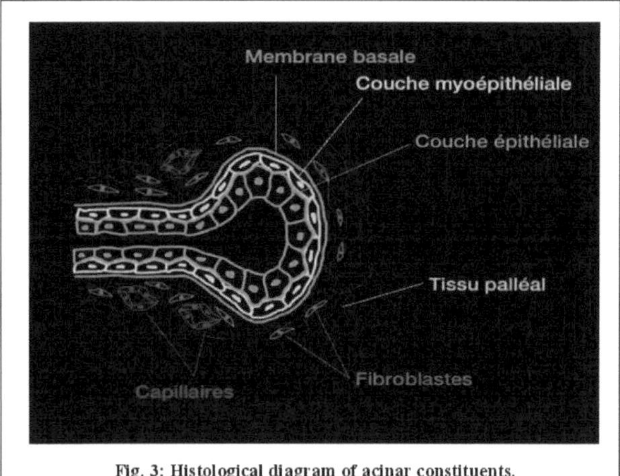

Fig. 3: Histological diagram of acinar constituents.

FISIOPATOLOGIA

As microcalcificações intramamárias são causadas por dois fenómenos:

- **A secreção de sais de cálcio pelo epitélio galactóforo cilíndrico:** As células que revestem os galactóforos e os lóbulos têm uma atividade secretora (leite de cálcio), as calcificações devem-se à acumulação e à estagnação destas secreções fisiológicas, quer por um efeito mecânico que favorece a estase, como a compressão tumoral do galactóforo ou a deformação da UDTL secundária à distrofia fibrocística, quer por uma modificação ultra-estrutural do epitélio galactóforo, por exemplo na metaplasia apócrina, em que a capacidade de produção das células aumenta e a sua capacidade de reabsorção diminui.
- **Necrose celular de células alteradas :**

As calcificações resultam de depósitos calcários formados em áreas de necrose, mais frequentemente necrose tumoral.

1.Sector de desenvolvimento de microcalcificações

Com base em dados anatómicos e histológicos, podem ser identificadas três áreas onde se desenvolverão microcalcificações:

1.1.Tecido conjuntivo

As microcalcificações são devidas a alterações das fibras de colagénio que acompanham geralmente as afecções tumorais ou não tumorais da árvore galactófora, como a fibrose inflamatória das mastopatias benignas ou cicatriciais e o estroma reativo do cancro.

1.2.Epitélio galactóforo

As microcalcificações são então devidas à proliferação anárquica das células, gerando desequilíbrios metabólicos responsáveis pela necrose celular. Encontram-se em doenças proliferativas benignas do epitélio, como a hiperplasia ductal, com ou sem atipia, e em doenças proliferativas malignas.

1.3.Ductos galactóforos

As microcalcificações estão ligadas à estagnação das secreções que leva à precipitação de cálcio. Encontram-se na displasia fibrocística, sobretudo porque o epitélio galactóforo está geralmente em metaplasia apócrina, o que favorece a secreção mas reduz a reabsorção, e também na compressão dos ductos por tumores malignos.

2.Forma e distribuição das microcalcificações

A forma e a distribuição das microcalcificações estão ligadas ao local onde se desenvolvem, o princípio do molde. O molde de calcificação pode corresponder a (fig. 4):

- ou a uma estrutura normal, como um vaso ou uma glândula sebácea;
- ou para a árvore galactófora, ao nível ductal ou lobular;
- ou a uma estrutura neoformada por um processo patológico, como a citosteatonecrose ou um corpo estranho;
- ou pelo estroma de um tumor maligno ou benigno;

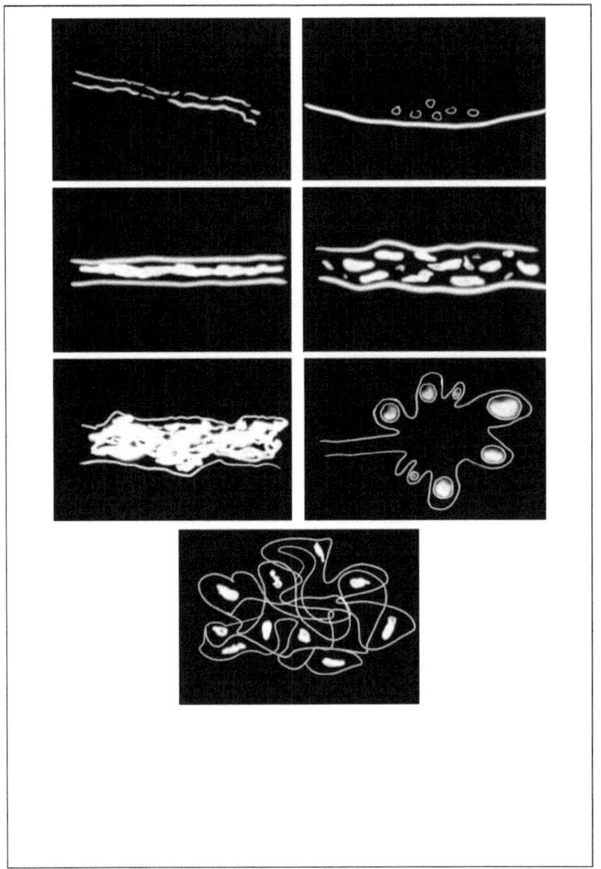

Fig. 4: Diagrama que mostra a forma e a distribuição das microcalcificações. (a) Vascular. (b) Glândulas sebáceas. Calcificações ductais (c) Ectasia secretora. (d) Carcinoma cribiforme. (e) Comedocarcinoma. (f) Lobular: distrofia fibrocística. (j) Estrutura estromal e neoformada: citosteatonecrose.

Existem dois tipos de calcificação na árvore galactófora, consoante a sua origem:

- calcificações ductais: são calcificações que moldam o ducto galactóforo. Podem ser lineares, ramificadas ou ramificadas. Distribuem-se linearmente ou segmentarmente, formando por vezes um verdadeiro galactograma. O diagnóstico destas calcificações é geralmente fácil e corresponde a duas

entidades: uma ectasia ductal secretora ou um carcinoma ductal;
- Calcificações lobulares: são calcificações que surgem no lóbulo. Assumem formas variadas, na maioria das vezes arredondadas ou pulverulentas, consoante a forma do lóbulo e muitas vezes sujeitas a deformações relacionadas com a distrofia da fibrose quística ou com uma lesão maligna. Distribuem-se em aglomerados arredondados, únicos ou múltiplos, que formam a forma do UDTL. Na maioria das vezes, estas calcificações estão relacionadas com uma patologia benigna, a distrofia fibrocística, mas também podem estar relacionadas com uma patologia maligna por proliferação direta de células cancerosas no interior do lóbulo ou, pelo contrário, por estagnação das secreções de cálcio devido à obstrução tumoral das vias de drenagem do lóbulo (fig. 5). A diferenciação entre patologia benigna e maligna é sempre mais difícil no caso de calcificações lobulares.

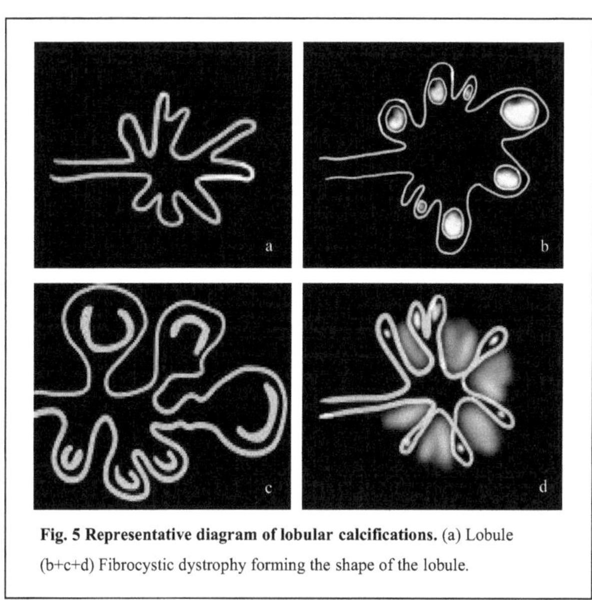

Fig. 5 Representative diagram of lobular calcifications. (a) Lobule (b+c+d) Fibrocystic dystrophy forming the shape of the lobule.

LEMBRETE FÍSICO-QUÍMICO

Frappart demonstrou a existência de dois tipos de microcalcificações [2, 3], com base no estudo de amostras de exérese mamária através de microscopia de luz e eletrónica (transmissão e varrimento), microanálise e difração de raios X:

- microcalcificações de oxalato de cálcio de tipo 1 (Weddellite): Representam 10% das microcalcificações. Estas microcalcificações cristalinas são de cor âmbar e quase transparentes. À microscopia ótica, podem passar despercebidas com colorações normais, mas são altamente birrefringentes à luz polarizada e coradas com vermelho de alizarina. Na microscopia eletrónica, apresentam uma forma poliédrica, com uma superfície lisa e bordos bem definidos. Estas calcificações são benignas em 95% dos casos. Na mamografia, assumem por vezes uma forma poliédrica patognomónica, mas na maioria das vezes estas calcificações são vistas como imagens redondas ou ovais devido ao efeito "MACH" e à fraca resolução espacial da mamografia, o que significa que não se podem tirar conclusões práticas na interpretação das mamografias;
- Microcalcificações de fosfato de cálcio de tipo 2: Representam 90% das microcalcificações. A sua estrutura não é cristalina; são geralmente ovóides ou fusiformes. À microscopia ótica, são coradas de púrpura pela hemateína e não são birrefringentes à luz polarizada. À microscopia eletrónica, as suas superfícies são irregulares, pois são formadas pela coalescência de pequenas esferas ou oólitos. Estas microcalcificações correspondem tanto a patologias malignas como a patologias benignas [4].

MAMOGRAFIA

1.Técnica

A mamografia é o exame radiológico de referência para o rastreio do cancro da mama, que é a principal causa de morte nas mulheres.
As imagens mamográficas têm de ser optimizadas em termos de resolução espacial, contraste e ruído. Devem ser tidos em conta vários critérios técnicos, em particular, o contraste deve ser elevadó para visualizar corretamente as microcalcificações. O espetro de radiação deve ser amplo para se adaptar às diferentes densidades dos seios e à dose mínima de radiação, especialmente em pacientes jovens.

2.Posicionamento

O posicionamento da mama é uma etapa fundamental da mamografia e a técnica deve ser irrepreensível. O objetivo é radiografar toda a glândula mamária, incluindo os planos profundos. O posicionamento é a chave para a obtenção de imagens de óptima qualidade, indispensáveis à interpretação e que respondem a um certo número de critérios de qualidade [5].

2.1. Impactos fundamentais

2.1.1. Vista frontal ou crânio-caudal

O feixe de raios X aproxima-se da mama no sentido craniocaudal (fig. 6).

Dificuldade de incidência frontal

Na ausência de visualização dos planos mamários profundos, é importante envolver o máximo possível de tecido mamário posterior.
Critérios de boa incidência (fig. 7)

A mama encontra-se no centro da imagem. A glândula está bem espalhada.

O mamilo está no seu zénite [6]. Sem pregas ou sobreposições.
O músculo peitoral é visível em quase 30% dos casos, e a sua presença na imagem permite um ganho de profundidade ótimo [5].

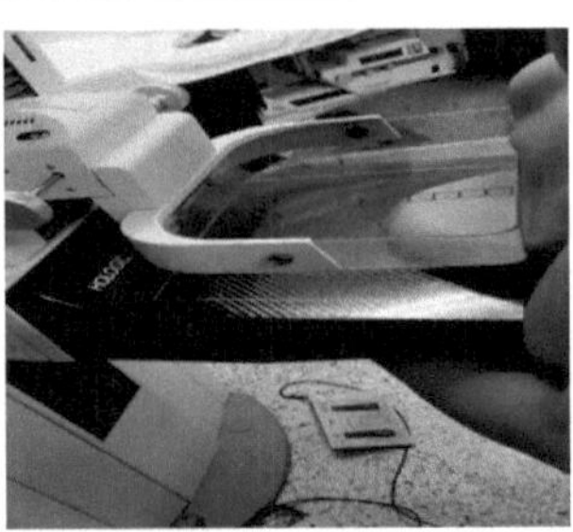

Fig. 6: Frontal or craniocaudal incision.

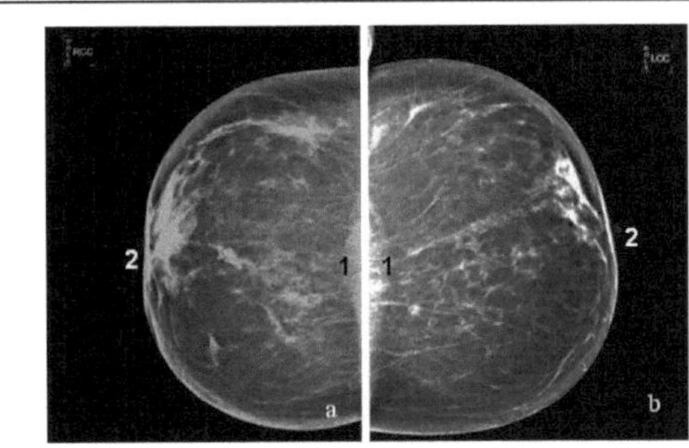

Fig. 7 Quality criteria for the frontal view. Mammographic images. (a) Right side. (b) Left side. Pectoral muscle (1), nipple at zenith (2).

2.1.2. Incidência oblíqua externa de 45°°

Este ângulo permite que a mama seja estudada no seu eixo longo e que seja analisada uma quantidade máxima de tecido mamário [7]. O suporte é inclinado num ângulo rigoroso de 45°° , para garantir vistas reprodutíveis (fig. 8).
Dificuldade de incidência oblíqua

Comprimir uniformemente o músculo peitoral, o peito e a prega submamária.

Critérios de boa incidência (fig. 9)

O músculo peitoral é visível até meio da imagem [8]. O mamilo encontra-se no zénite, em frente à ponta do músculo peitoral [7]. Presença da prega cutânea da parede abdominal [6].O eixo longo da mama tende para a horizontal.Presença da prega submamária "aberta", perfeitamente afastada da parede abdominal [9].Ausência de pregas ou sobreposições.

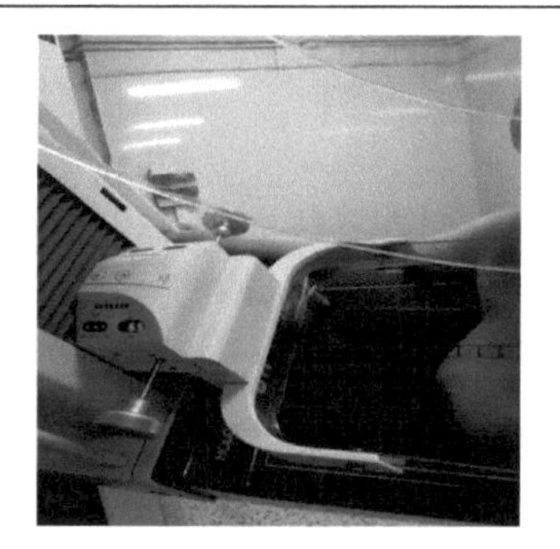

Fig. 8: External oblique incision.

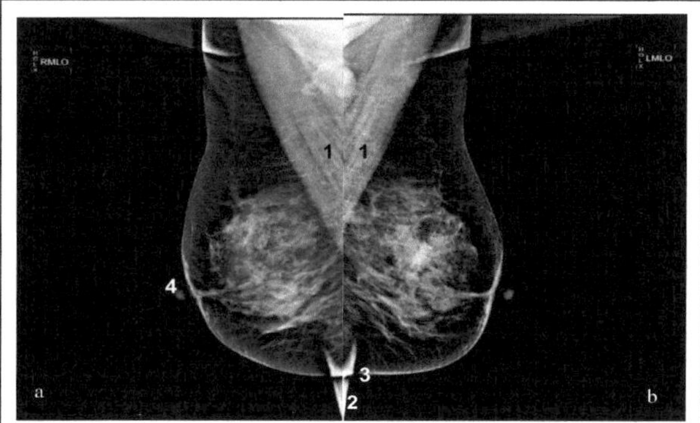

Fig. 9 Quality criteria for external oblique incidence. Mammographic images (a) Right oblique (b) Left oblique. Pectoral muscle (1), skin fold of the abdominal wall (2), open sub mammary fold (3), nipple at the zenith (4).

2.2. Impactos adicionais

São sempre efectuadas para além dos impactos fundamentais.

2.2.1. Incidência do perfil

É útil para determinar a localização exacta de uma lesão. Também pode ser utilizado para mostrar se as microcalcificações estão localizadas numa posição horizontal.

2.2.2. Imagem localizada centrada

Pode ser utilizado para analisar os contornos de um nódulo ou de uma imagem estelar, ou para eliminar uma imagem construída (fig. 10).

2.2.3. Imagem centrada ampliada

As microcalcificações visíveis nas imagens padrão podem ser ampliadas para uma análise pormenorizada (número, aspeto, organização, etc.) (fig. 11).

2.3. Outros impactos

Extensão axilar, incidência Cleópatra, incidência frontal escalonada, vista tangencial, manobra de Eklund [10-13].

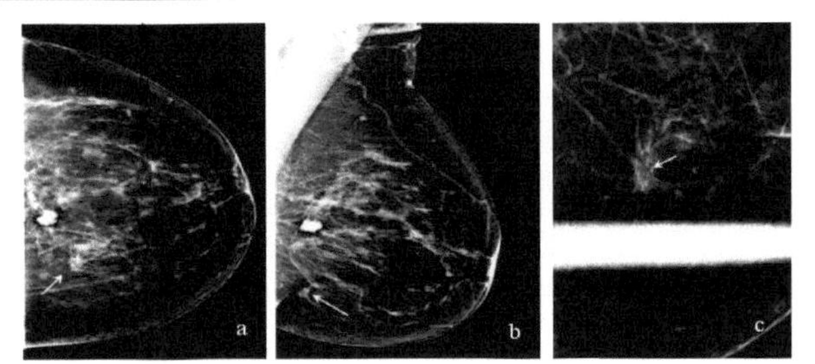

Fig. 10. Centred localized view. (a) Front view. Mass with indistinct contours (arrow). (b) External oblique view. Mass in the sub mammary fold with poorly defined contours (arrow). (c). Centred view located on the mass. Spiculated mass, BIRADS 5 (arrow).

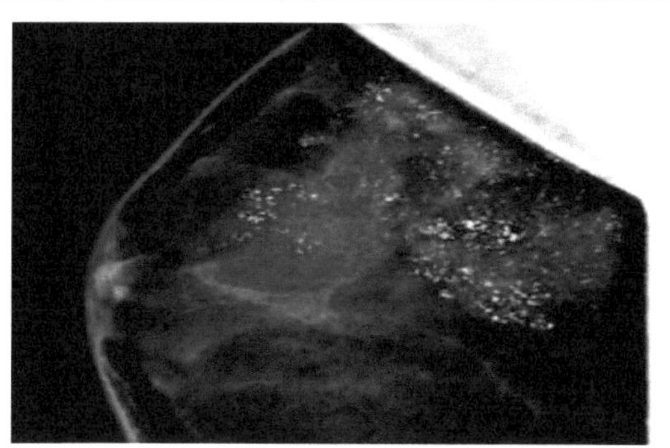

Fig. 11. Enlarged centred view. Magnification of a focus of micro-calcifications.

CALCIFICAÇÃO BI-RADS DO ACR

As imagens mamográficas são atualmente interpretadas de acordo com as directrizes BI-RADS do American College of Radiology (ACR) [14]. Esta norma fornece uma categorização de todas as lesões mamárias, nomeadamente as microcalcificações. Esta classificação tem a vantagem de ser utilizada por todos os especialistas da mama. Ajuda a limitar as discrepâncias entre observadores, nomeadamente com a formação. Esta classificação tem em conta a forma, mas também, e sobretudo, a topografia e a distribuição das microcalcificações. Este sistema de referência é utilizado para classificar as mamografias de acordo com a classificação preditiva do ACR, que varia de 0 a 6 (tabela 1).

Tabela 1. Categorias de avaliação mamográfica BI-RADS	
BI-RADS 0	Avaliação incompleta que requer imagiologia adicional
BI-RADS 1	Mamografia normal
BI-RADS 2	Anomalia benigna.
BI-RADS 3	Anomalia provavelmente benigna, com um risco de malignidade < 2%, recomenda-se a monitorização a curto prazo.
BI-RADS 4	Anomalia suspeita, com uma probabilidade de malignidade entre 3% e 95%, que requer análise histológica. 4a = baixa probabilidade, 4b = probabilidade moderada, 4c = probabilidade elevada.
BI-RADS 5	Anomalia altamente suspeita, com uma probabilidade de malignidade > 95%, exigindo remoção cirúrgica.
BI-RADS 6	Resultado histológico conhecido: malignidade comprovada.

GLOSSÁRIO BI-RADS

A classificação BI-RADS divide as calcificações intramamárias em dois tipos, tendo essencialmente em conta a sua morfologia e distribuição: calcificações tipicamente benignas. calcificações suspeitas. O grau de suspeição de malignidade é aumentado de acordo com a distribuição e o tamanho do foco.

1.Morfologia das calcificações

1.1. Calcificações tipicamente benignas

As calcificações benignas, tais como as calcificações quísticas em "anel", as calcificações vasculares, as calcificações cutâneas, etc., são geralmente regulares, de bordos lisos, redondas se o seu tamanho estiver entre 0,5 e 1 mm e punctiformes se o seu tamanho for inferior a 0,5 mm.

1.1.1. Calcificações cutâneas

Depósitos de cálcio com um centro claro, frequentemente patognomónicos, são normalmente observados ao longo da prega submamária, nas regiões paraespinhal, axilar e areolar.
No caso de formas invulgares, a incidência tangencial pode confirmar a sua topografia subcutânea (fig. 12).

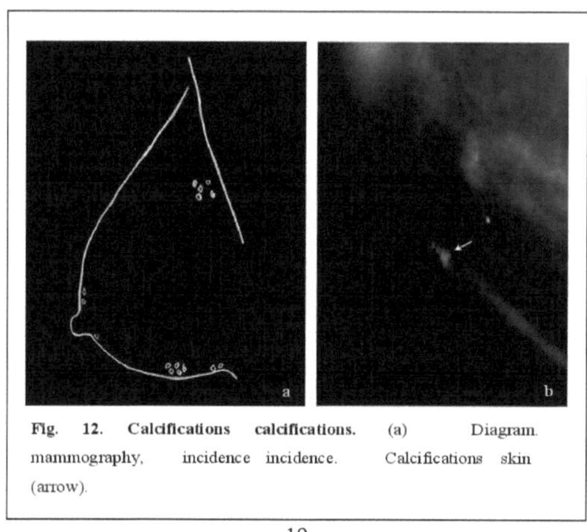

Fig. 12. Calcifications calcifications. (a) Diagram. mammography, incidence incidence. Calcifications skin (arrow).

1.1.2. Calcificações vasculares

Calcificações ferroviárias ou lineares, claramente associadas a estruturas tubulares (fig. 13).

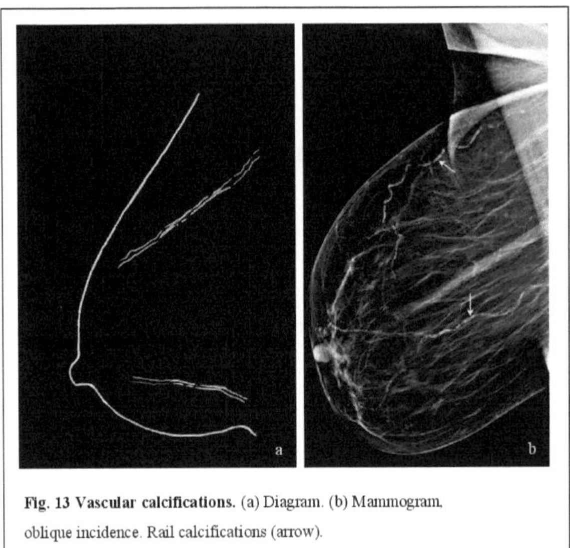

Fig. 13 Vascular calcifications. (a) Diagram. (b) Mammogram, oblique incidence. Rail calcifications (arrow).

1.1.3. Calcificações grosseiras ou coraliformes

São calcificações grandes, com mais de 2-3 mm de diâmetro, geralmente secundárias à involução de um fibroadenoma (figs. 14, 15).

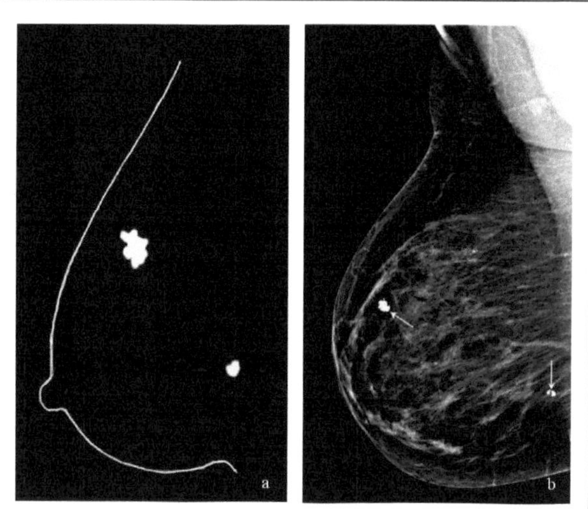

Fig. 14 Coralliform calcifications (a) Diagram. (b) Mammogram, oblique incidence. Large calcifications (arrows).

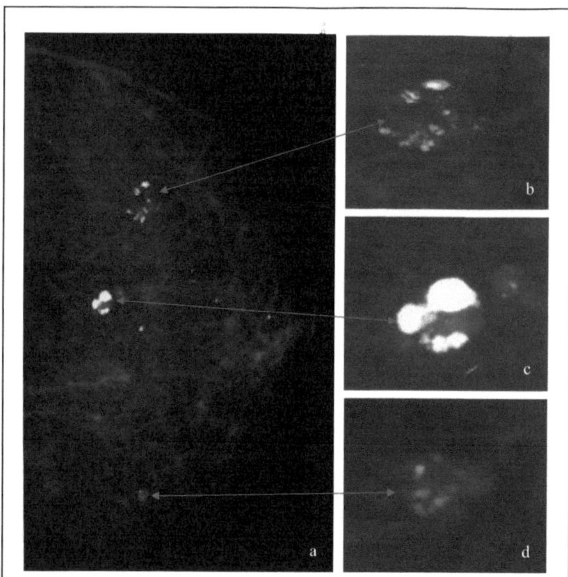

Fig. 15: Coralliform calcifications (a) Mammography, frontal view (b+c+d) Enlargements. Calcifications of fibroadenoma in the process of

1.1.4. Calcificações em bastonetes de grandes dimensões

Trata-se de calcificações secretoras associadas à ectasia ductal que formam bastonetes de bordos lisos, por vezes descontínuos, de tamanho supra-milimétrico. Estas calcificações podem ter um centro claro se o cálcio estiver depositado na parede do galactóforo (fig. 16). Distribuem-se ao longo do mamilo, geralmente de forma bilateral. São frequentemente encontradas em doentes com mais de 60 anos de idade.

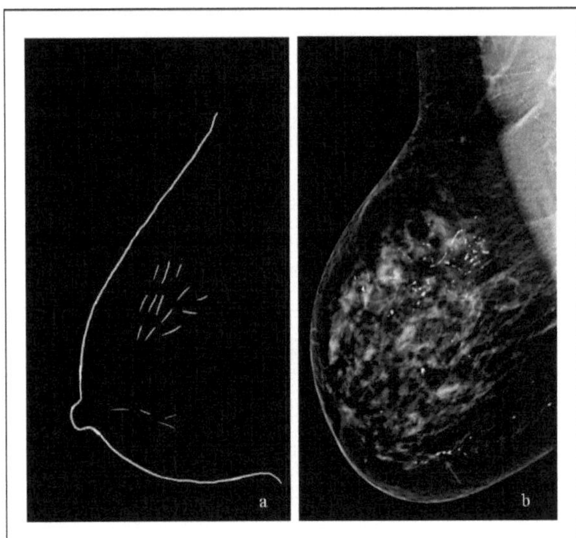

Fig. 16: Rod-like calcifications (a) Diagram. (b) Mammogram, oblique angle. Linear calcifications directed towards the nipple (arrows).

1.1.5. Calcificações redondas

As calcificações redondas são frequentemente múltiplas e variam em tamanho. São consideradas benignas quando se encontram dispersas. Quando são pequenas, menos de 1 mm, correspondem frequentemente a depósitos de cálcio nos ácinos lobulares (fig. 17). Quando são inferiores a 0,5 mm, utiliza-se o termo punctiforme. Geralmente benigno, um conjunto de microcalcificações é mais suspeito e pode necessitar de ser monitorizado se tiver surgido ou se estiver presente no mesmo lado de um cancro da mama (fig. 18).

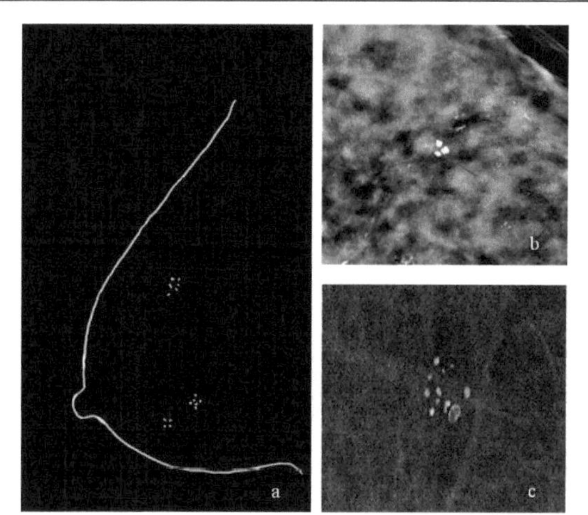

Fig. 17. round calcifications. (a) Diagram. (b+c) Mammogram. Clusters round calcifications (arrows).

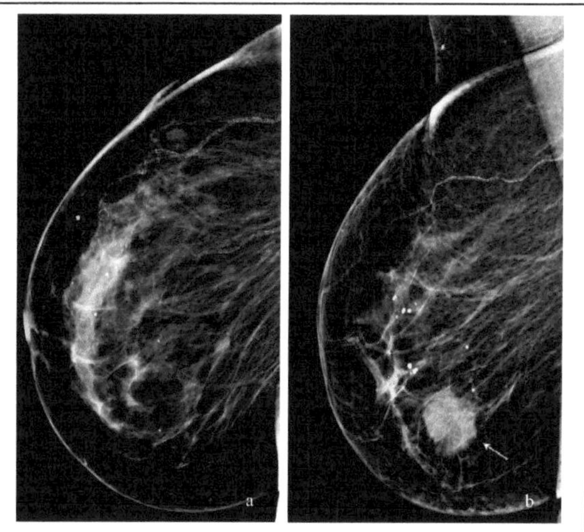

Fig. 18. round calcifications. (a+b) Mammogram. (a) Scattered round calcifications. (b) Round calcifications associated with a suspicious mass. (arrow).

1.1.6. Calcificações com um centro claro

Calcificações que variam em tamanho de um milímetro a um centímetro, correspondendo a calcificações de citosteatonecrose ou detritos ductais calcificados. São redondas ou ovais com uma superfície lisa e um centro claro com uma parede mais espessa do que as calcificações em casca de ovo (fig. 19).

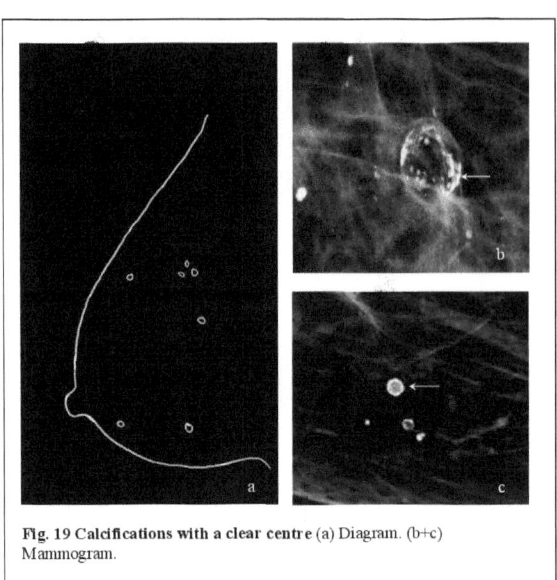

Fig. 19 Calcifications with a clear centre (a) Diagram. (b+c) Mammogram.

1.1.7. Calcificações "casca de ovo" ou parietais

São calcificações muito finas com a aparência de um depósito de cálcio na superfície de uma esfera. Estes depósitos são muito finos, geralmente com menos de 1 mm de espessura).

As duas principais etiologias são :

- calcificação das paredes do quisto (fig. 20);

- citosteatonecrose (fig. 21).

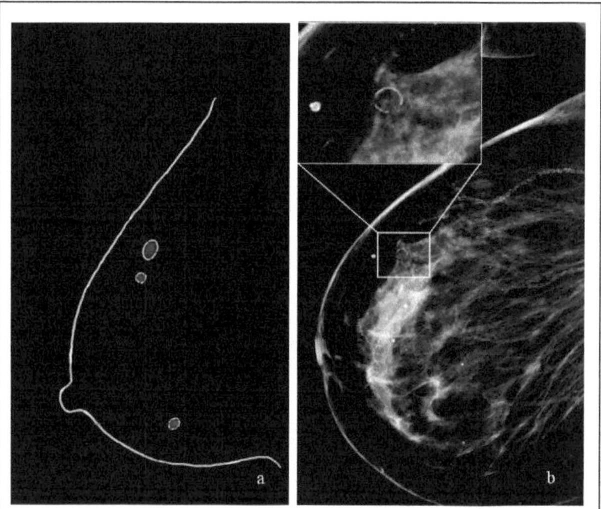

Fig. 20 Eggshell calcifications (a) Diagram. (b) Mammogram. Calcifications with calcium deposits on the surface of a cystic wall.

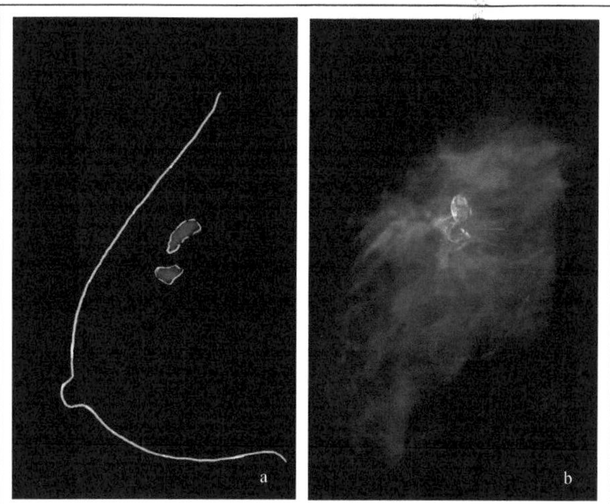

Fig. 21 Eggshell calcifications (a) Diagram. (b) Mammogram. Calcifications with a deposit calcium on the surface of a lesion of cytosteatonecrosis (arrows).

1.1.8. Calcificações do tipo leite de cálcio

São secundários à sedimentação intracística de produtos de secreção calcificados. Em vistas mamográficas frontais, aparecem como depósitos amorfos com limites pouco nítidos. No perfil estrito, no entanto, são nítidos, semilunares, em forma de crescente ou curvilíneos com concavidade superior, ou lineares, formando a parte inclinada dos quistos (fig. 22).

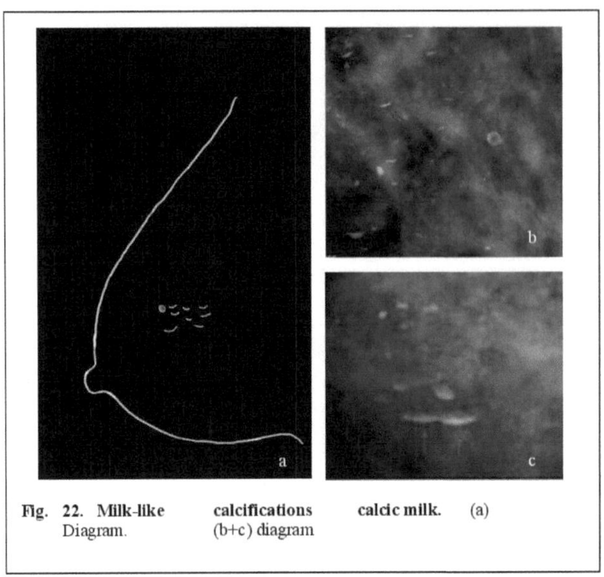

Fig. 22. Milk-like calcifications calcic milk. (a) Diagram. (b+c) diagram

1.1.9. Suturas calcificadas

Estas calcificações correspondem a depósitos de cálcio no material de sutura. São mais frequentes na mama irradiada. Aparecem como calcificações lineares seguindo o trajeto das suturas (fig. 23).

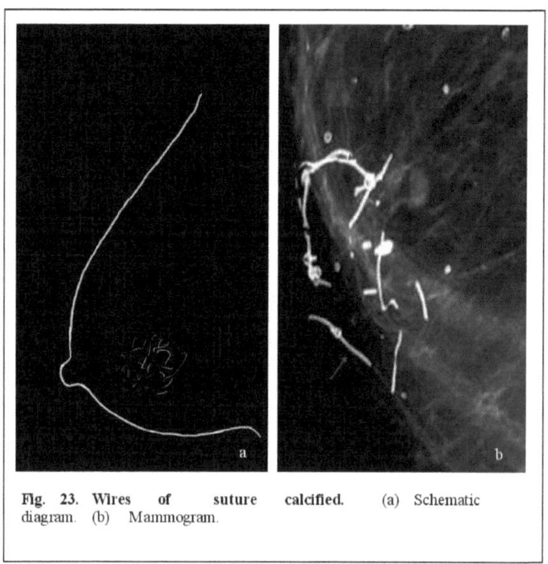

Fig. 23. Wires of suture calcified. (a) Schematic diagram. (b) Mammogram.

1.1.10. Calcificações distróficas

Estas calcificações surgem normalmente em mamas irradiadas ou após traumatismos mamários. Têm frequentemente uma forma irregular, são grosseiras e supramilimétricas (fig. 24).

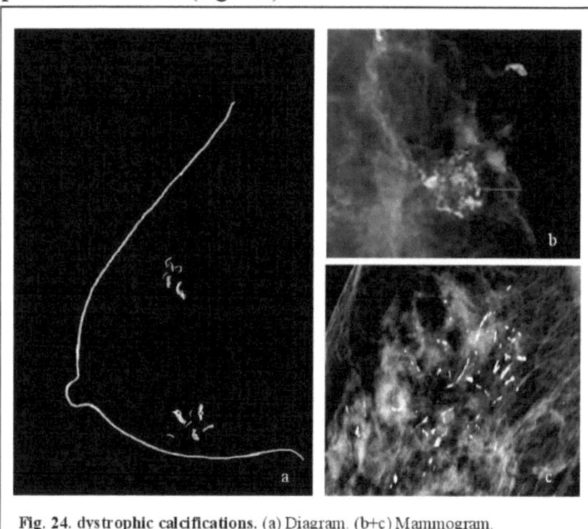

Fig. 24. dystrophic calcifications. (a) Diagram. (b+c) Mammogram. Irregular, coarse calcifications (arrows).

1.2. Calcificações suspeitas de serem malignas

Podem ser descritos quatro termos do léxico: calcificações amorfas, calcificações grosseiras e heterogéneas, calcificações finas polimórficas e calcificações finas lineares ou ramos.

1.2.1. Microcalcificações amorfas

Trata-se de calcificações muito finas, o que impossibilita a determinação de uma forma específica. Quando estas calcificações estão organizadas em focos isolados, devem ser classificadas na categoria BI-RADS 4b (10-50% de malignidade), com um valor preditivo positivo (VPP) de malignidade de 20% (fig. 25). A distribuição difusa destas microcalcificações pode ser benigna.

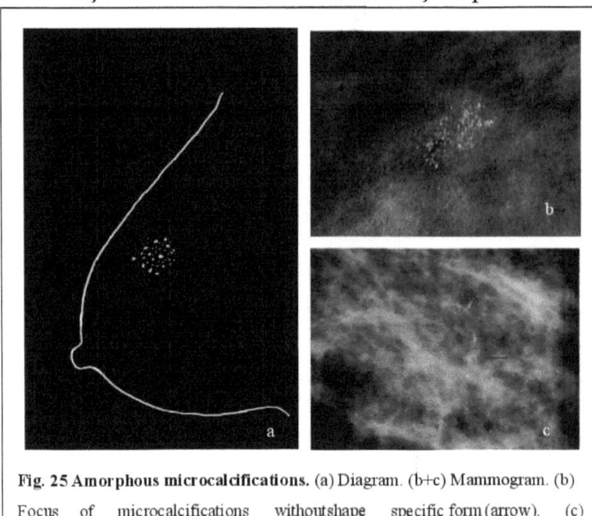

Fig. 25 Amorphous microcalcifications. (a) Diagram. (b+c) Mammogram. (b) Focus of microcalcifications withoutshape specific form (arrow). (c) Linear microcalcifications, with no specific shape (arrow).

1.2.2. Microcalcificações grosseiras e heterogéneas

São calcificações irregulares, mais frequentemente organizadas em grupos, com um tamanho entre 0,5 e 1 mm e, por definição, mais pequenas do que as calcificações distróficas (> 1 mm) (fig. 26). Podem ser malignas ou benignas e são observadas nos fibroadenomas ou na citosteonecrose. No caso de um foco isolado de microcalcificações, estas devem ser classificadas como BI-RADS 4b, com um VPP de malignidade de 15%.

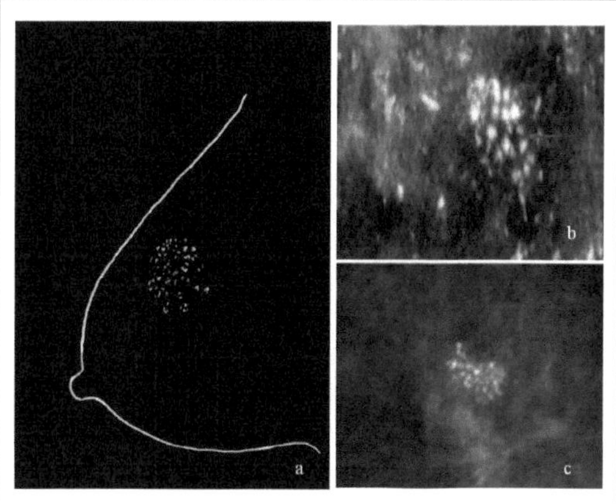

Fig. 26: Coarse, heterogeneous microcalcifications (a) Diagram. (b+c) Mammogram. (b) Focal area of microcalcifications (arrow): non-specific infiltrating carcinoma (arrow). (c) Focus of microcalcifications: fibroadenoma. (arrow).

1.2.3. Microcalcificações polimórficas finas

São geralmente mais visíveis do que as calcificações amorfas, sem trajeto linear (fig. 27). O seu tamanho e forma são irregulares e variáveis, mas geralmente inferiores a 0,5 mm. Devem ser classificadas como BI-RADS 4b, com um VPP de 29%.

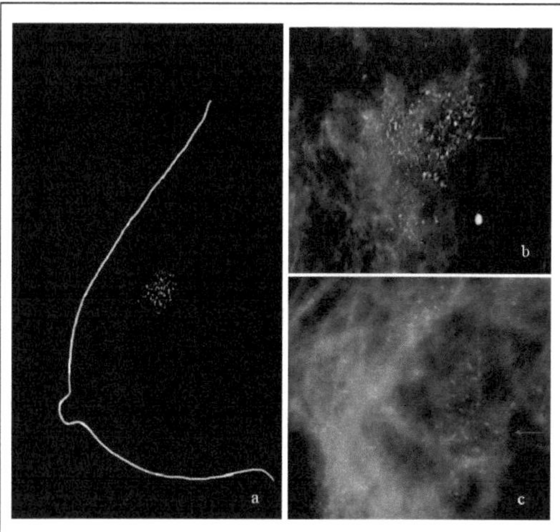

Fig. 27. Fine, polymorphic microcalcifications. (a) Diagram. (b+c) Mammography. Microcalcifications polymorphous, irregular (arrow): non-specific infiltrating carcinoma.

1.2.4. Calcificações finas lineares ou ramificadas

São geralmente lineares ou irregularmente curvados e têm menos de 0,5 mm de tamanho (fig. 28). A sua morfologia é sugestiva do preenchimento de um ducto galactóforo por necrose tumoral. Têm um VPP muito elevado de malignidade (70%) e, independentemente da sua distribuição, devem ser classificados pelo menos como BI-RADS 4c.

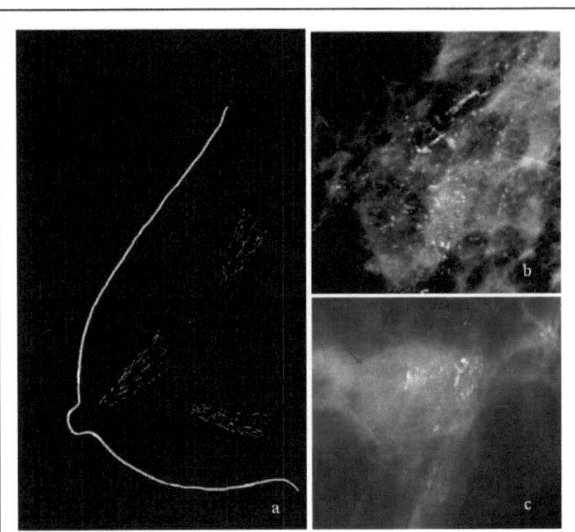

Fig. 28. Linear or branched fine calcifications. (a) Diagram. (b+c) Mammogram. Fine linear branching calcifications. (c) Irregular, spiculated mass associated with microcalcifications (arrows): infiltrating carcinoma of non-specific type.

2. Distribuição das calcificações

A distribuição das microcalcificações também deve ser analisada. Existem cinco tipos de distribuição: difusa, regional, agrupada, linear e segmentar.

2.1. Distribuição difusa

São calcificações distribuídas de forma aleatória e esparsa na mama, sendo geralmente benignas (fig. 29).

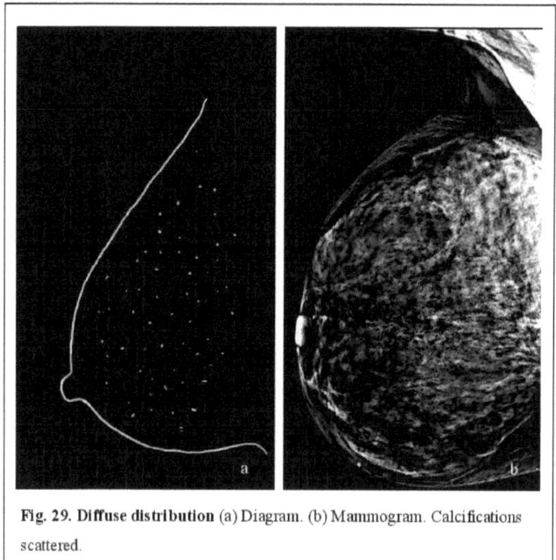

Fig. 29. Diffuse distribution (a) Diagram. (b) Mammogram. Calcifications scattered.

2.2. Distribuição regional

São calcificações agrupadas num volume superior a 2 cm de diâmetro, mas sem orientação galactófora (fig. 30).

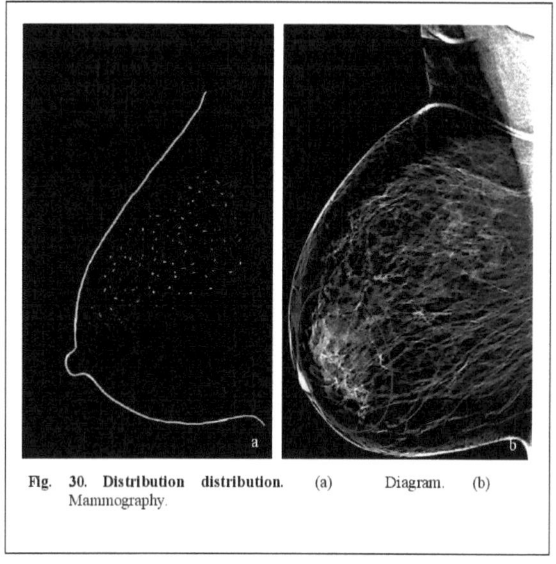

Fig. 30. Distribution distribution. (a) Diagram. (b) Mammography.

2.3. Distribuição dos grupos

Correspondem a um agrupamento de pelo menos cinco microcalcificações num raio de 1 cm e inferior a 2 cm (fig. 31).

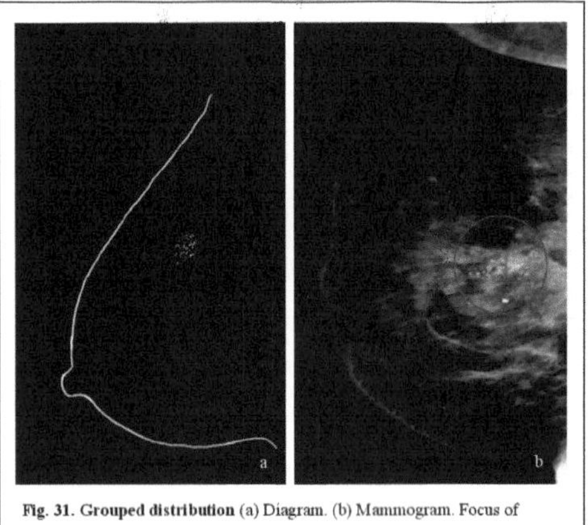

Fig. 31. Grouped distribution (a) Diagram. (b) Mammogram. Focus of microcalcifications extending over 2 cm (circle).

2.4. Distribuição linear

São calcificações de trajeto galactóforo e linear (fig. 32). Esta distribuição é sugestiva de depósitos de cálcio intra-galactóforo e a sua presença aumenta a suspeita de malignidade.

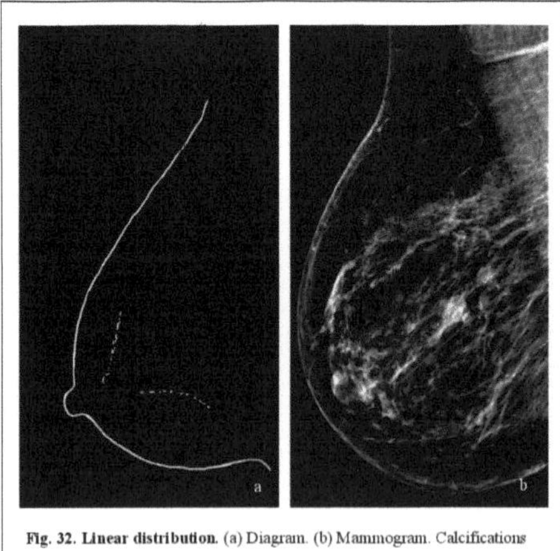

Fig. 32. Linear distribution. (a) Diagram. (b) Mammogram. Calcifications galactophoric pathway.

2.5. Distribuição segmentada

As calcificações têm uma distribuição triangular, com uma base periférica e um vértice que converge para o mamilo (fig. 33).
As calcificações distribuídas segmentarmente são preocupantes porque sugerem depósitos de cálcio nos canais de leite, levantando a possibilidade de carcinoma da mama extenso ou multifocal num lobo ou segmento da mama. A sua morfologia de bastonete liso e o seu grande tamanho permitem geralmente diferenciar as calcificações benignas da ectasia galactófora das calcificações malignas mais finas e irregulares dos carcinomas intra-canais. Uma distribuição segmentar aumenta consideravelmente o grau de suspeita de calcificações punctiformes ou amorfas e requer um exame histológico.

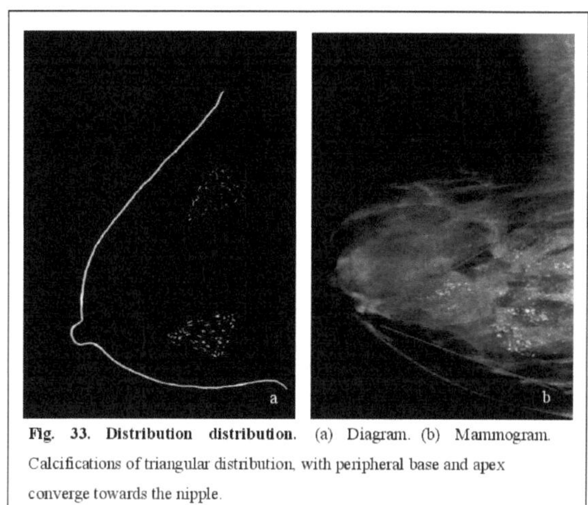

Fig. 33. Distribution distribution. (a) Diagram. (b) Mammogram. Calcifications of triangular distribution, with peripheral base and apex converge towards the nipple.

Os valores preditivos positivos (VPP) de malignidade associados a microcalcificações, de acordo com a sua morfologia e distribuição, estão resumidos na Tabela 2.

Tabela 2.Valores preditivos de malignidade associadas a malignidade de acordo com a sua morfologia e distribuição de acordo com BI-RADS 2013.			
Calcificações Distribuição Morfologia	Difusa (VPP = 0)	Regional, agrupado (VPP: 26-31%)	Linear, segmentar (VPP: 60-68%)
Redondo ou punctiforme	BI-RADS 2	BI-RADS 3	BI-RADS 4a
Heterogéneo grosseiro	BI-RADS 2	BI-RADS 4b	BI-RADS 4c
Amorfo ou pleiomorfo	BI-RADS 2/3	BI-RADS 4b	BI-RADS 4c
Linear	BI-RADS 4a	BI-RADS 4c	BI-RADS 5

CLASSIFICAÇÃO ACR BI-RADS DA MAMOGRAFIA

A classificação ACR BI-RADS está resumida na tabela 3 [14].

Tabela 3. Classificação das anomalias mamográficas

BI-RADS	Classificação ACR BI-RADS Mamografia e directrizes de tratamento (CAT)
BI-RADS 0	Mamografia na pendência de um diagnóstico complementar
BI-RADS 1	Mamografia normal
BI-RADS 2	Anomalias consideradas benignas (VPP de cancro = 0%). Calcificações cutâneas e vasculares. Calcificações parietais grandes, com centros claros, de cálcio lácteo, suturas distróficas e calcificadas. Calcificações redondas regulares difusas.
BI-RADS 3	Anomalias consideradas provavelmente benignas (VPP de cancro < 2%) CAT: recomenda-se uma monitorização a curto prazo de 4 a 6 meses Calcificações redondas ou amorfas, em número reduzido e em pequenos grupos redondos isolados. Agregado pequeno, redondo ou oval de calcificações polimorfas, pouco numerosas, sugerindo o início da calcificação de um adenofibroma.
BI-RADS 4	Anomalias consideradas suspeitas (VPP > 2% e < 95%) CAT: biopsia. Numerosas calcificações redondas e/ou grupos de calcificações que não têm forma redonda nem oval. Calcificações amorfas ou pulverulentas, agrupadas e numerosas. Calcificações heterogéneas grosseiras ou calcificações finas poucos polimorfos.
BI-RADS 5	Anomalias consideradas malignas (VPP > 95%) TAC: biópsia e tratamento multidisciplinar. Calcificações finas lineares ou finas lineares e ramificadas. Calcificações heterogéneas grosseiras ou calcificações polimórficas finas, numerosas e agrupadas em grupos. Calcificações agrupadas de qualquer morfologia, com distribuição linear ou segmentar (topografia intragalactofórica). Calcificações associadas à distorção arquitetónica ou a uma massa. Calcificações agrupadas que aumentaram em número ou calcificações cuja morfologia e distribuição se tornaram mais suspeitas.
BI-RADS 6	Cancro conhecido, malignidade comprovada por biopsia TAC: biópsia e tratamento multidisciplinar.

CALCIFICAÇÕES E PATOLOGIAS MAMÁRIAS

A classificação BI-RADS analisa o risco de malignidade em função da morfologia e da distribuição das calcificações mamárias, fornecendo orientações práticas de ação, mas sem abordar sistematicamente a patologia mamária. Outra forma de abordar as calcificações mamárias é estudar a forma das calcificações em relação à patologia mamária, o que permite um estudo mais sistemático das microcalcificações mamárias.

1.Doenças benignas da mama e calcificações

1.1. Calcificações superficiais

Correspondem a calcificações do plano subcutâneo. Existem três tipos principais (fig. 34):

- Calcificações das glândulas sebáceas;
- calcificações cicatriciais ;
- necrose lipo microcística calcificada.

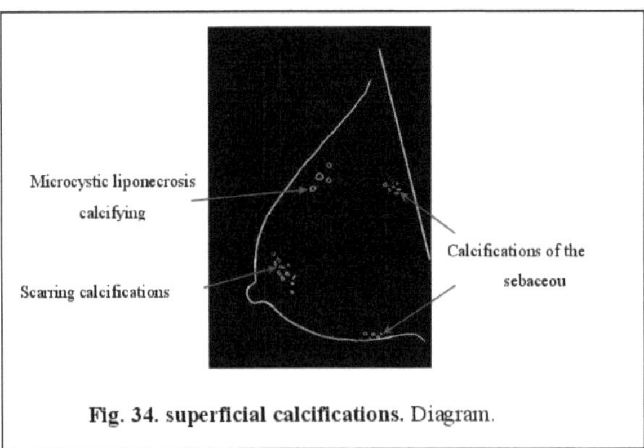

Fig. 34. superficial calcifications. Diagram.

1.1.1. Calcificações das glândulas sebáceas

São calcificações das glândulas sudoríparas. Apresentam-se geralmente sob a forma de calcificações múltiplas, bastante densas, arredondadas ou poligonais, com centros transparentes ou umbilicados (fig. 35). O seu tamanho varia entre 1 e 2 mm. São mais frequentemente encontradas ao longo da prega sub-mamária, nas regiões axilar, para-esternal e areolar. As incidências mamográficas da face e oblíquas são por vezes insuficientes para confirmar que são intra-dérmicas. É essencial efetuar uma radiografia tangencial para confirmar a sua natureza subcutânea. Trata-se de calcificações benignas classificadas como BI-RADS 2 pelo ACR.

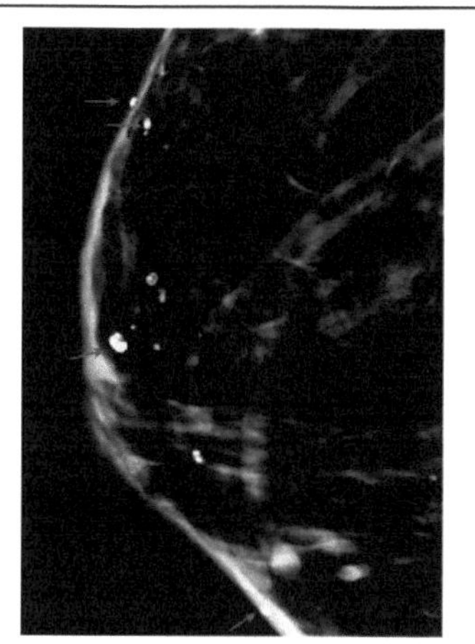

Fig. 35. Calcifications of the sebaceous glands. Mammogram. Calcifications of the periareolar sebaceous glands (arrows).

1.1.2. Calcificações cicatriciais

Estas calcificações são bastante semelhantes às calcificações das glândulas sebáceas. Correspondem a calcificações redondas ou poliédricas com um centro claro, com um tamanho entre 1 e 2 mm (fig. 36). Diferem das calcificações das glândulas sebáceas pelo facto de serem mais monomórficas e não se agruparem em ninhos. São mais frequentemente encontradas na área periareolar secundária a cirurgia, ou na união dos quadrantes inferiores, na prega sub-mamária.

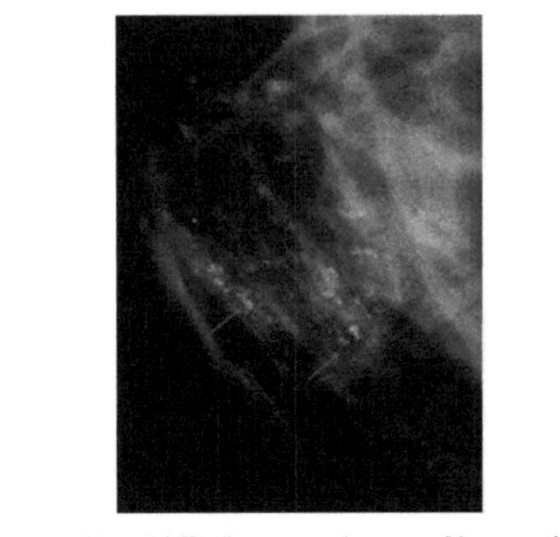

Fig. 36. Calcifications scarring. Mammography. Round, polyhedral, periareolar calcifications, some with light centre (arrows) [15].

1.1.3. Liponecrose microcística calcificada

Trata-se de uma forma particular de citosteatonecrose associada a microtraumas repetidos, particularmente em doentes com mamas grandes. Correspondem a calcificações com um centro claro, maiores do que outras calcificações superficiais (fig. 37). Localizam-se na hipoderme.

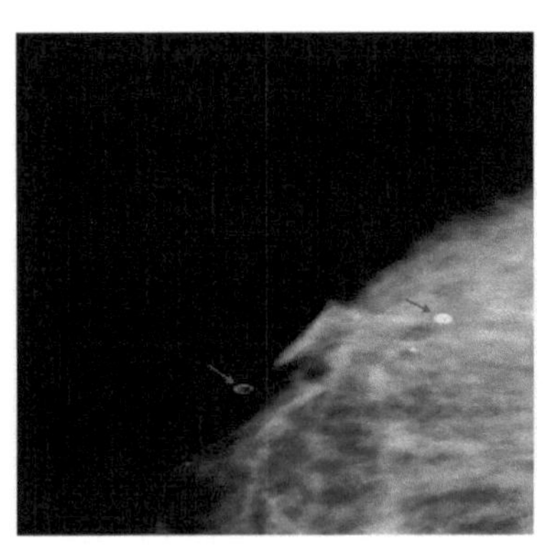

Fig. 37. Calcific microcystic liponecrosis. Mammogram. Superficial calcifications with clear centres (arrows).

1.2. Calcificações vasculares

Trata-se de calcificações localizadas na parede das artérias mamárias. Estão ligadas à aterosclerose sistémica ou a perturbações do metabolismo fosfocálcico. Estão presentes em 10% das mamografias. A sua frequência aumenta com a idade em pessoas com diabetes ou insuficiência renal. São excepcionais antes dos 50 anos, mesmo nos casos de diabetes ou de insuficiência renal. Na maior parte das vezes, aparecem na mamografia como calcificações murais típicas, dispostas em traços paralelos, em parte lineares e em parte em manchas ao longo das paredes vasculares (fig. 38). Apresentam uma configuração tortuosa ou serpentina (fig. 38). Quando se limitam a um segmento curto, podem assumir um aspeto linear ou mesmo semelhante a um canal.

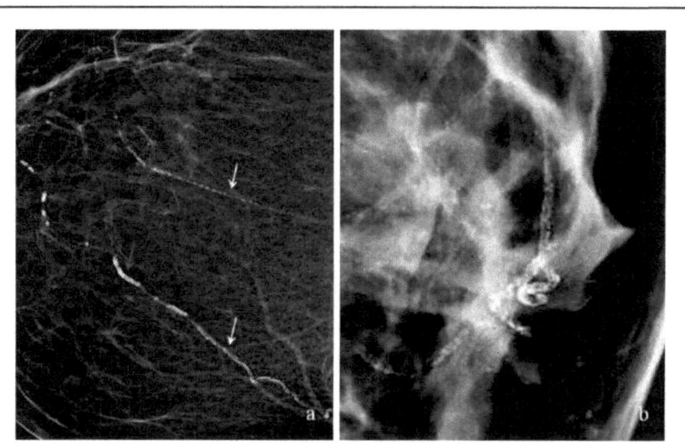

Fig. 38. Vascular calcifications. (a+b) Mammography: (a) Linear vascular calcifications (white arrows), plaques (red arrows). (b) Serpiginous vascular calcifications (red arrow).

1.3. Sequelas das calcificações da galactoforite

A ectasia ductal secretora é uma doença inflamatória benigna dos canais de leite, cuja fase seguinte é representada pela mastite de células plasmáticas. Corresponde a uma dilatação dos principais canais de leite. Esta dilatação é por vezes difusa, mas mais frequentemente localizada na região justa-areolar. Pode estar ligada ao desenvolvimento fisiológico da mama, o que explica o facto de ser tão frequente nas mulheres idosas.

No início da evolução, há uma simples dilatação e ectasia do canal. Numa fase posterior, pode ocorrer uma reação inflamatória peri-ductal. Se esta for moderada, a doença evolui lentamente para fibrose. Por outro lado, se a inflamação for intensa, provoca uma rutura do galactóforo com extravasamento de produtos de secreção através da parede do galactóforo, que evolui para uma mastite plasmocitária com um infiltrado linfoplasmocitário reativo.

As sequelas da galactoforite, que correspondem às calcificações em forma de bastonete da classificação BI-RADS, têm geralmente um aspeto facilmente reconhecível e podem existir mesmo na ausência de sinais clínicos. São secundárias a dois fenómenos diferentes que afectam a imagem radiológica:

- calcificação dos produtos de secreção amorfos que ocupam o ducto dilatado. Estas calcificações assumem um aspeto liso, regular e retilíneo de "agulha partida" (fig. 39). Podem assumir um aspeto mais sinuoso com extremidades afiladas" (fig. 40);

- calcificação perianal devido ao extravasamento de produtos secretórios através do galactóforo, que se tornou permeável devido ao processo inflamatório. Quando estas calcificações são perilobulares, podem assumir a forma de "microcistos calcificados" inespecíficos e, quando são pericanais, dão origem a "calcificações tubulares com um centro claro" (fig. 41, 42).

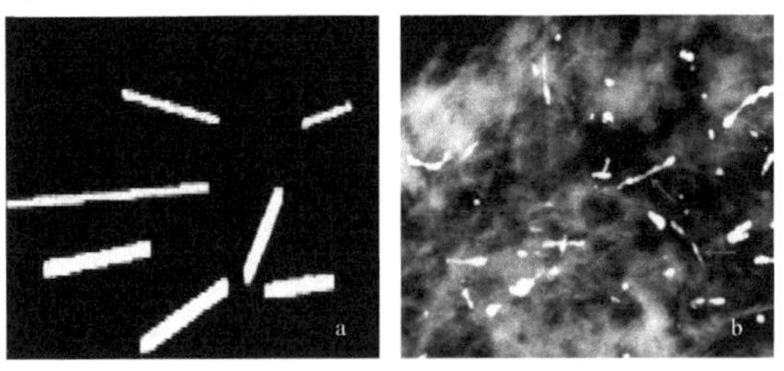

Fig. 39. Intracanal calcifications in broken needle. (a) Diagram. (b) Mammogram. Smooth, regular, straight calcifications (arrows).

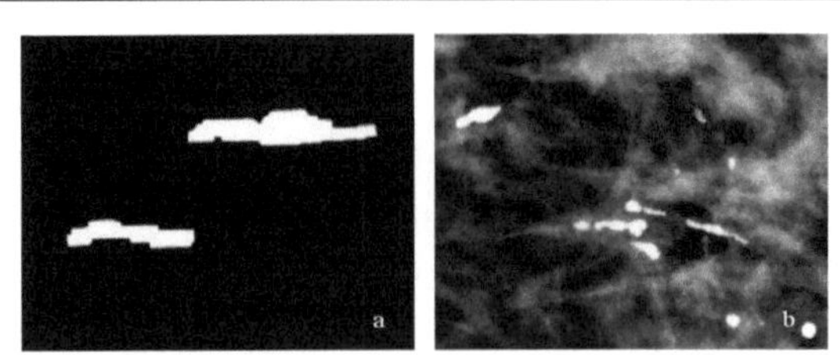

Fig. 40. Intracanal calcifications in barley s u g a r (a) Diagram. (b) Mammogram. Slightly sinuous calcifications with tapering ends (arrows).

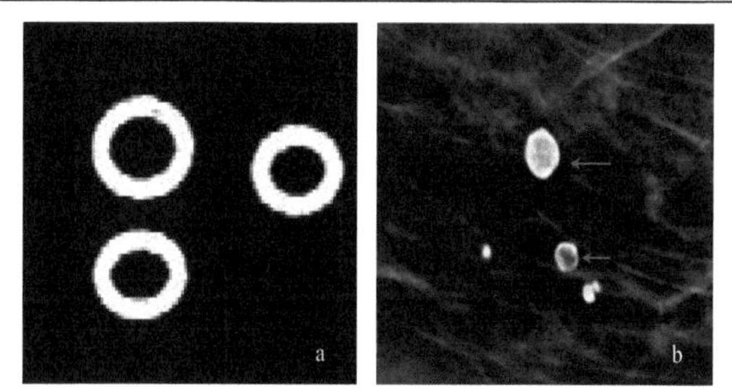

Fig. 41. Peri-lobular calcifications. (a) Diagram. (b) Mammogram. Calcified microcysts (arrows).

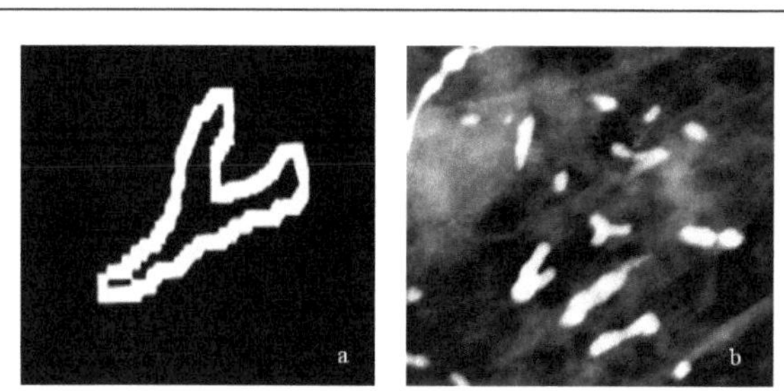

Fig. 42. Pericanal calcifications. (a) Diagram. (b) Mammogram. Tubular calcifications with clear centres (arrow).

1.4. Citosteatonecrose

A citosteonecrose corresponde à necrose de uma ilha adiposa de tecido mamário que se calcifica secundariamente. Esta necrose pode ser traumática ou iatrogénica (pós-operatória).
As formas típicas não colocam geralmente problemas de diagnóstico:

- liponecrose microcística (fig. 37);
- calcificações da casca do ovo (fig. 21, 43);
- calcificações com centros claros (fig. 43).

Por outro lado, a citosteatonecrose após a cirurgia pode colocar problemas de diagnóstico, nomeadamente nas fases iniciais, uma vez que o aparecimento de microcalcificações após a remoção do cancro é um sinal de recidiva em metade dos casos. É o desenvolvimento destas microcalcificações que permite efetuar o diagnóstico.

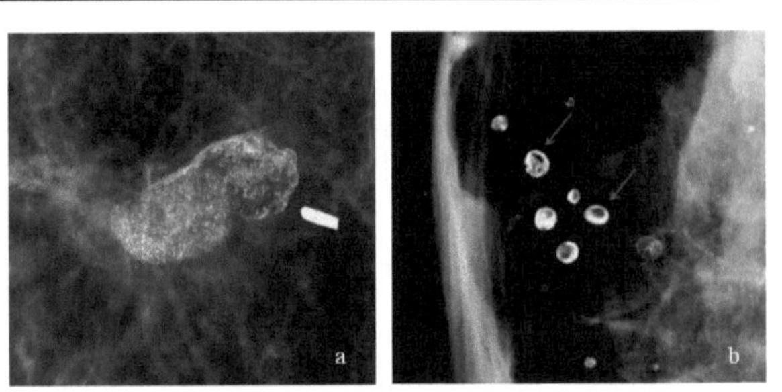

Fig. 43. Calcified cytosteatonecrosis. Mammography (a) Calcification in (b) Round calcifications with clear centres (arrows).

1.5. Fibroadenoma

O fibroadenoma é o tumor fibro-epitelial benigno mais frequentemente associado a calcificações. É uma lesão de mulheres jovens, entre os 15 e os 35 anos, que se desenvolve à custa da unidade ducto-lobular com dupla proliferação epitelial e conjuntiva.

Clinicamente, os fibroadenomas apresentam-se como uma massa palpável, geralmente indolor, móvel, de consistência firme e de volume variável. Involuem após a menopausa e tendem a calcificar-se. Podem ser únicos, múltiplos ou bilaterais.

Na mamografia, apresentam-se como uma massa circunscrita, oval, arredondada, lobulada, hipo ou isodensa em relação ao parênquima mamário. Durante a fase de involução, esta massa calcifica-se da periferia para o centro, assumindo o aspeto típico de calcificações coraliformes (fig. 44). Por vezes o diagnóstico é mais difícil, pois as calcificações podem assumir a forma de calcificações heterogéneas grosseiras, simulando uma lesão maligna (fig. 45).

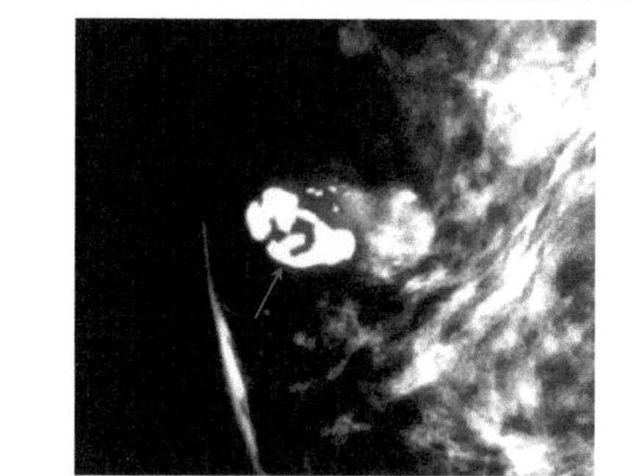

Fig. 44. Partially calcified fibroadenoma .
Mammogram. Mass showing coralliform calcification (arrow).

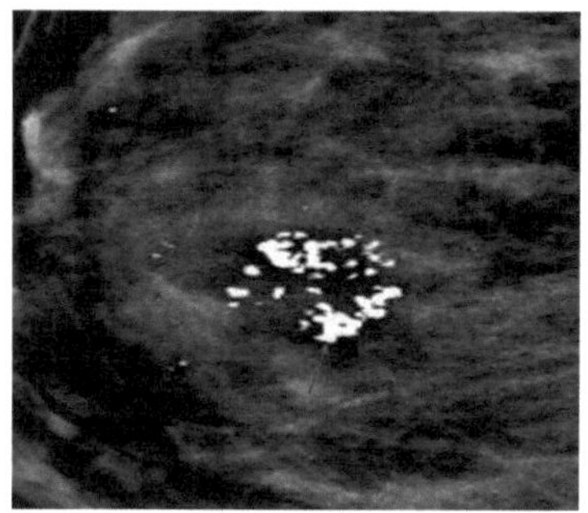

Fig. 45. Partially calcified fibroadenoma. Mammogram.
Heterogeneous, coarse calcifications (arrow).

1.6. Distrofia fibrocística

A doença fibrocística engloba um certo número de patologias que afectam tanto o epitélio do galactóforo como o tecido conjuntivo circundante. A distrofia fibrocística manifesta-se por cinco lesões histológicas que explicam a génese e a forma das microcalcificações encontradas nesta entidade patológica: fibrose, hiperplasia cística, adenose, metaplasia apócrina e hiperplasia epitelial.

1.6.1. Fibrose

A fibrose é uma parte normal do envelhecimento da mama. Afecta, em graus variáveis, o tecido conjuntivo intra-lobular e o tecido conjuntivo extra-lobular. Esta situação conduz quer a uma atrofia com desaparecimento dos lóbulos e dos ductos, quer a uma estenose dos galactóforos que leva à formação de quistos nos quais se depositam secreções cálcicas (fig. 46).

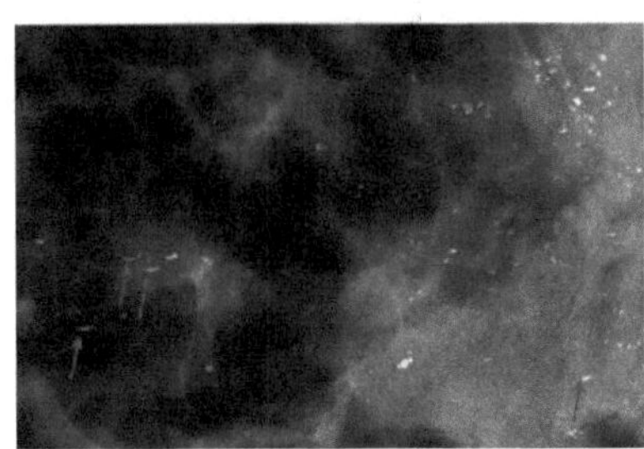

Fig. 46. Fibrosis. Mammogram. Calcifications secondary to sedimentation of calcium secretions (arrows).

1.6.2. Hiperplasia cística

A formação de quistos está ligada, por um lado, à fibrose do tecido conjuntivo e, por outro, a anomalias de secreção e de reabsorção no ducto galactóforo, que conduzem a uma estase e a uma dilatação a montante que favorece a sedimentação. As calcificações da hiperplasia quística desenvolvem-se por vezes no quisto sob forma sedimentar (calcificações do tipo leite-cálcio) ou nas paredes do quisto (microcistos calcificados) (fig. 47).

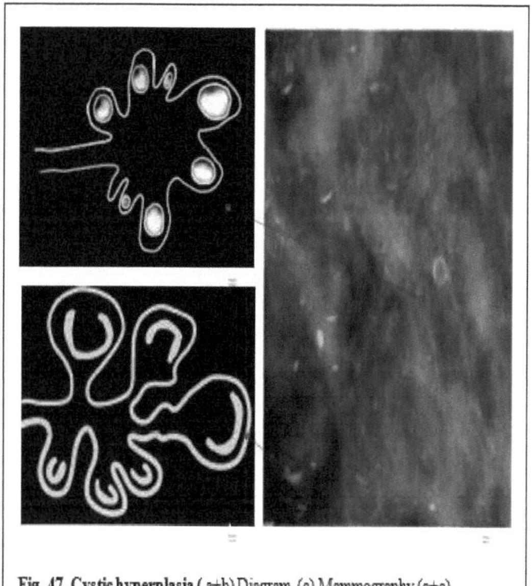

Fig. 47. Cystic hyperplasia (a+b) Diagram. (c) Mammography (a+c). Calcified micro-cyst. (b+c) Sedimentary calcifications

1.6.3. Adenose

A adenose é um aumento do número e do tamanho dos lóbulos com proliferação de células epiteliais, células mioepiteliais e tecido conjuntivo do manto, promovendo a sedimentação de sais de cálcio nos ácinos do UDTL. As calcificações da adenose são tipicamente pequenas calcificações arredondadas, com a forma de pequenas pérolas, agrupadas em conjuntos com a forma dos ácinos do UDTL. Estas calcificações são conhecidas como calcospherites (fig. 48). A adenose esclerosante corresponde ao mesmo fenómeno, com o acréscimo de fibrose do tecido conjuntivo peri-lobular que leva a uma restrição e, portanto, a uma redução do tamanho dos ácinos. As calcificações obtidas são do tipo lobular, de tamanho variável e por vezes pulverulentas (fig. 49).

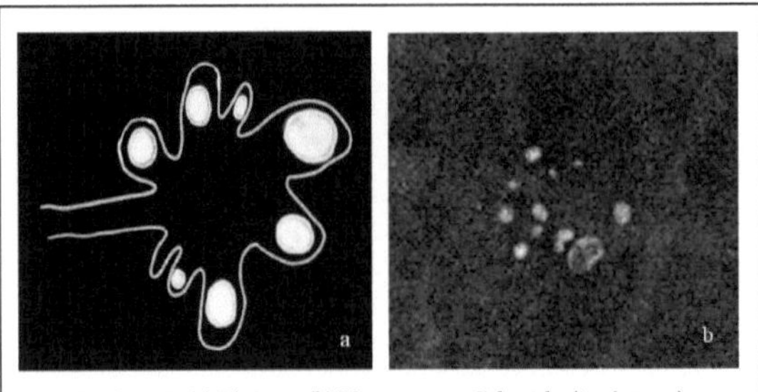

Fig. 48. **Adenosis** (a) Diagram. (b) Mammogram. Calcospherites (arrows).

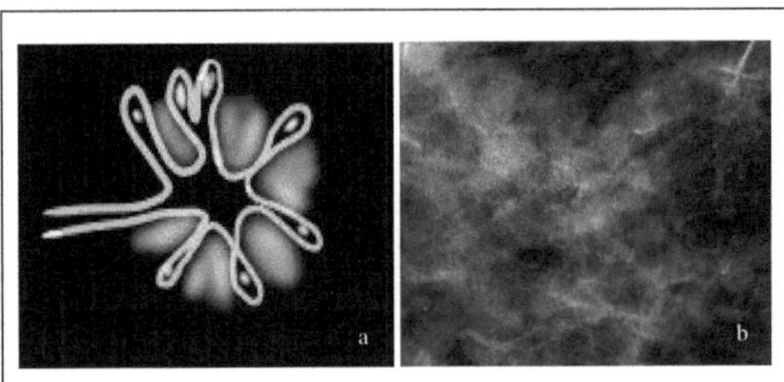

Fig. 49. **Sclerosing adenosis** (a) Diagram. (b) Mammogram. Focus of dusty microcalcifications (arrows).

1.6.4. Metaplasia apócrina

Trata-se de uma transformação do epitélio normal em epitélio sudoríparo, que leva a um aumento da capacidade de segregar sais de cálcio e a uma diminuição da capacidade de os reabsorver, favorecendo a estase das secreções de cálcio.

1.7. Hiperplasia epitelial simples

Trata-se de uma proliferação benigna do epitélio glandular sem atipia celular. Está associada a um aumento do risco relativo de cancro da mama de 1,5 a 2. Está presente em cerca de 30% das biopsias mamárias. Clinicamente, a hiperplasia epitelial simples é frequentemente assintomática, descoberta por acaso durante um exame mamográfico. Pode estar associada a outras patologias, como o carcinoma ductal in situ ou o carcinoma infiltrativo.... Na mamografia, a hiperplasia epitelial não é normalmente visível. Pode aparecer como uma desorganização arquitetural ou focos de microcalcificações.

Os locais de microcalcificação encontrados são de todos os tipos, não específicos, mas geralmente poeirentos, arredondados ou polimórficos.

1.8. Calcificações diversas

1.8.1. Calcificações de material pós-operatório

Correspondem a calcificações do material de sutura ou, excecionalmente, a calcificações da compressa, designadas por textiloma (fig. 50).

1.8.2. Calcificações parasitárias

As filárias podem causar calcificações mamárias, reflectindo a sua fossilização. Esta doença, muito frequente em África, é causada pela Wuschiera Bancrofti. Podem permanecer no tecido subcutâneo, onde assumem o aspeto caraterístico de calcificação serpiginosa (fig. 51). Ocasionalmente, podem migrar para um galactóforo, dando um aspeto enganador. Em caso de dúvida, deve ser efectuada uma radiografia das mãos, a localização mais comum da filária, que ajudará a corrigir o diagnóstico.
Outros parasitas podem causar macrocalcificações intramamárias, nomeadamente a hidatose, a filária de Medina (Dracunculíase) e a Schisostomíase.

1.8.3. Calcificações devidas a produtos injectados

- relacionadas com injecções de silicone ou parafina;

- ligado à injeção de lipiodol, um agente de contraste utilizado para produzir galactogramas.

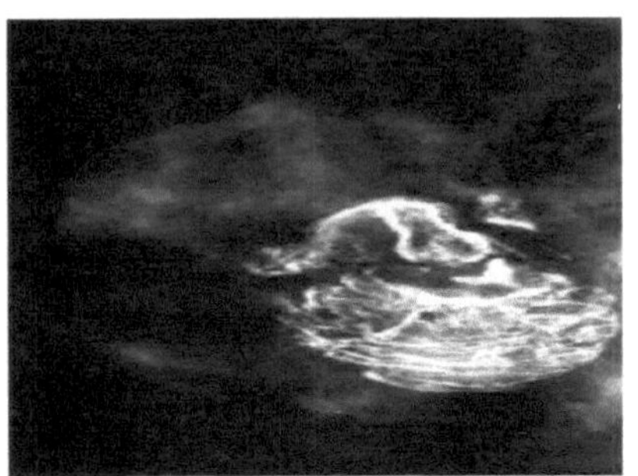

Fig. 50. Textilome. Mammogram. Calcified compress [15].

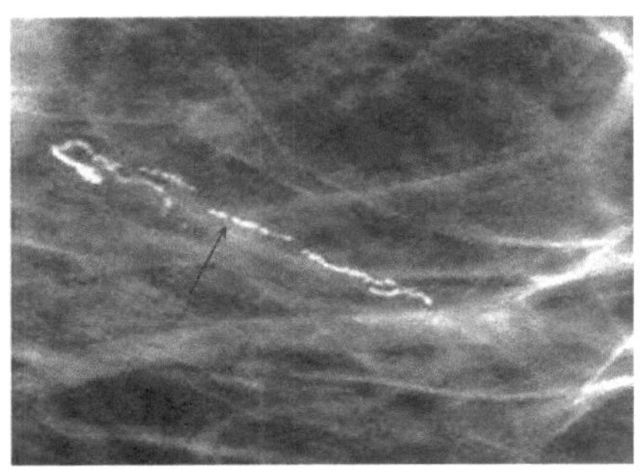

Fig. 51. Calcification parasitic calcification. Mammogram. Serpiginous calcification of mammary

2.Lesões de risco e calcificações

2.1. Hiperplasia ductal atípica

A hiperplasia ductal atípica é uma proliferação do epitélio glandular ductal com atipia celular. Trata-se de uma lesão com elevado risco de degeneração maligna, cujo risco relativo de cancro da mama é multiplicado por 5 em relação à população em geral e multiplicado por 11 nas mulheres com antecedentes familiares de primeiro grau. Em casos raros, podem manifestar-se como massas palpáveis. Estas lesões são frequentemente descobertas histologicamente aquando da realização de uma biopsia na presença de anomalias mamográficas. A mamografia da hiperplasia ductal atípica não é específica. Encontram-se todos os tipos de microcalcificações amorfas, polimorfas, punctiformes ou arredondadas, massas e desorganização arquitetural (fig. 52).

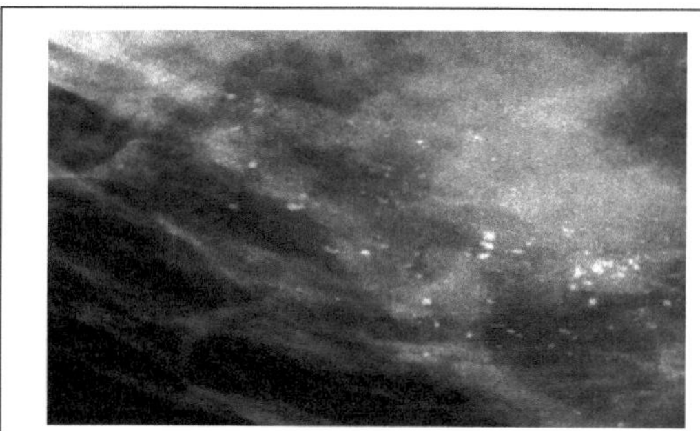

Fig. 52. Hyperplasia ductal hyperplasia hyperplasia. Mammogram. Numerous round calcifications, some of which are dusty.

2.2. Hiperplasia lobular atípica

A hiperplasia lobular atípica é uma proliferação epitelial de unidades ducto-lobulares com atipia celular com características semelhantes ao cancro lobular in situ. Trata-se de uma lesão com risco de degeneração maligna, cujo risco relativo de cancro da mama é multiplicado por 4 em relação à população em geral e multiplicado por 8 nas mulheres com antecedentes familiares de primeiro grau. São frequentemente assintomáticos, mas podem assumir a forma de massas palpáveis. Na mamografia, a imagem é inespecífica e são encontrados todos os tipos de microcalcificações, incluindo amorfas, polimorfas, punctiformes ou arredondadas, massas e deformações arquitectónicas (fig. 53).

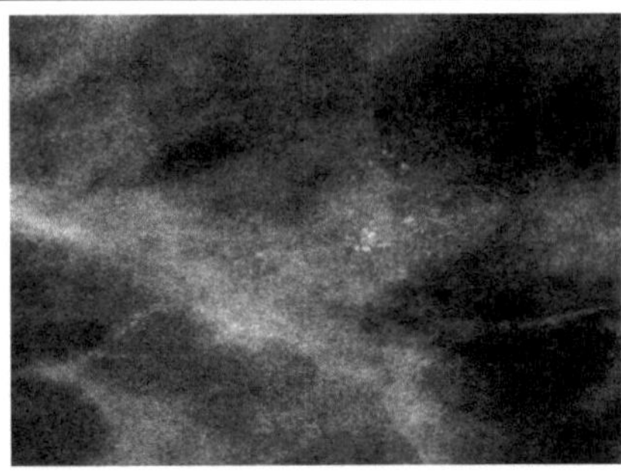

Fig. 53. atypical lobular hyperplasia. Mammogram. Focus of numerous dusty calcifications with a few polymorphic calcifications (arrow).

3.Doenças malignas da mama e calcificações

3.1. Carcinoma lobular in situ (LCIS)

O carcinoma lobular in situ caracteriza-se por uma proliferação de células pequenas, pouco coesas, com núcleos regulares e arredondados nos lóbulos da mama. São frequentes as localizações múltiplas ou bilaterais.

Os carcinomas lobulares in situ representam cerca de 10-15% dos cancros da mama in situ. Não têm qualquer manifestação radiológica específica e são descobertos incidentalmente durante a análise histológica de lesões benignas associadas. Os CLIS são essencialmente microcalcificações (em cerca de 95% dos casos) de todos os tipos, raramente uma massa redonda ou uma desorganização arquitetural (fig. 54).

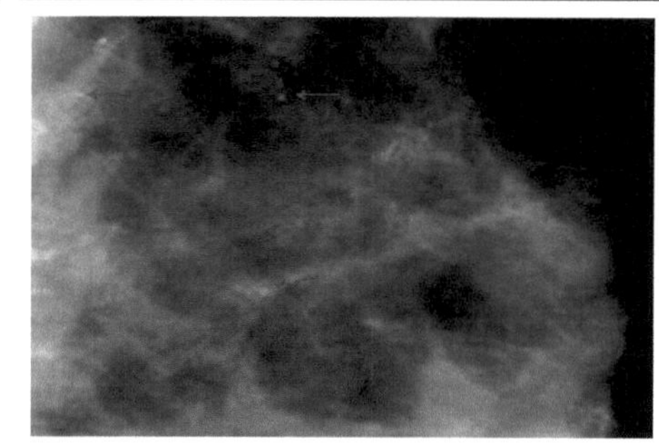

Fig. 54. Carcinoma lobular in situ. Mammography. Microcalcifications irregular, polymorphic, few numerous (arrows) [16].

3.2. Carcinomas ductais

A maioria dos carcinomas encontrados na presença de microcalcificações são do tipo galactóforo, conhecidos como carcinomas intracanais.
Os carcinomas ductais são um grupo heterogéneo que inclui lesões com diferentes graus de agressividade.
Existem dois tipos de carcinoma ductal:

- carcinoma intracanal do tipo comedogénico ou comedocarcinoma;
- carcinoma intracanal não comedogénico.

Os carcinomas ductais de todos os tipos ou estão estritamente limitados à parede do galactóforo, caso em que são conhecidos como carcinomas in situ, ou atravessam a membrana basal do galactóforo, caso em que são conhecidos como carcinomas infiltrantes.
Em geral, os carcinomas comedogénicos geram mais focos de microcalcificações do que os carcinomas não comedogénicos. No entanto, todos estes carcinomas podem resultar em focos de microcalcificações.

3.2.1. Carcinoma ductal in situ (DCIS)

O carcinoma ductal in situ representa 85-90% dos cancros da mama in situ e, graças ao aumento do rastreio, a sua taxa atingiu 15-20% dos cancros [17]. Trata-se de um grupo heterogéneo, que combina lesões com diferentes aspectos citológicos, arquitecturais, biológicos e evolutivos. Pensa-se que a maioria dos

ISCC surge na junção entre os lóbulos e o ducto lácteo terminal e que se dissemina de proximal para proximal, em direção ao mamilo, mas também retrogradamente, colonizando os lóbulos mamários. Estas baseiam-se principalmente no grau nuclear e/ou na presença de necrose, mas nenhuma delas se estabeleceu, apesar das várias reuniões de consenso [18]. Em cerca de 5 a 15% dos casos, não há qualquer anomalia mamográfica, e o CCIS é frequentemente descoberto por acaso durante a cirurgia ou na presença de uma anomalia clínica (corrimento mamilar unipórico sanguinolento, doença de Paget) [19].

Na mamografia [20-22], o sinal mais frequente do CCIS é um foco de microcalcificações, em 75% a 90% dos casos. As microcalcificações têm duas origens, ou secretoras (CCIS bem diferenciado de baixo grau ou de grau intermédio), de morfologia insuspeita, redondas e pulverulentas em 57% dos casos, ou ligadas à necrose das células tumorais (CCIS de alto grau), essencialmente microcalcificações irregulares, vermiculares e punctiformes. A forma e a distribuição das calcificações (foco não redondo, distribuição segmentar ou linear) são, na maioria das vezes, elementos a favor do CCIS (figs. 55, 56).

Outras anomalias mamográficas são muito menos frequentes. Podem incluir uma massa de forma irregular (< 10% dos casos), distorção arquitetural (< 10 de casos).

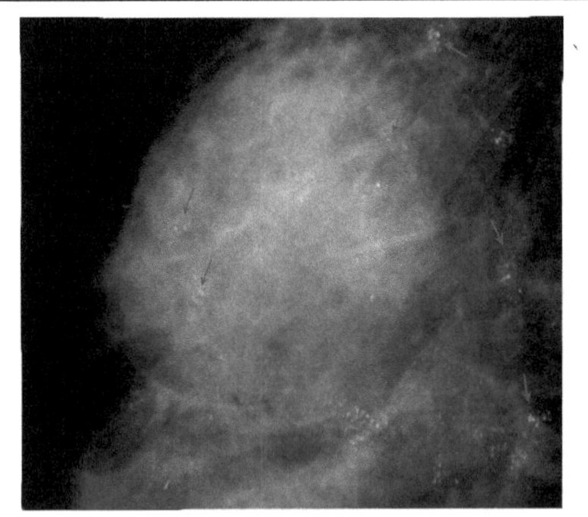

Fig. 55. Ductal carcinoma in situ. Mammogram. Multiple foci of amorphous and polymorphous microcalcifications (arrows).

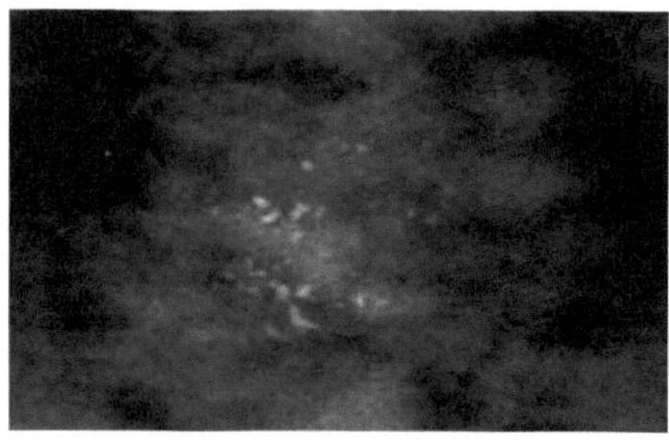

Fig. 56. Ductal comedocarcinoma in situ. Mammogram. Focal point of polymorphic microcalcifications.

3.2.2. Carcinoma infiltrativo não específico

O carcinoma ductal, ou carcinoma não específico de acordo com a nova nomenclatura da Organização Mundial de Saúde [23], é uma proliferação clonal de células epiteliais com origem nas unidades terminais ductal-lobulares, com extensão das células tumorais através da membrana basal. Representa 70-80% dos cancros invasivos.

Na mamografia, em cerca de 70% dos casos, é encontrada uma massa com bordos espiculados. Está frequentemente associada a microcalcificações, cujas características são semelhantes às do CCIS. Podem apresentar-se como focos isolados de microcalcificações ou quando se estendem por mais de 4 cm (fig. 57, 58).

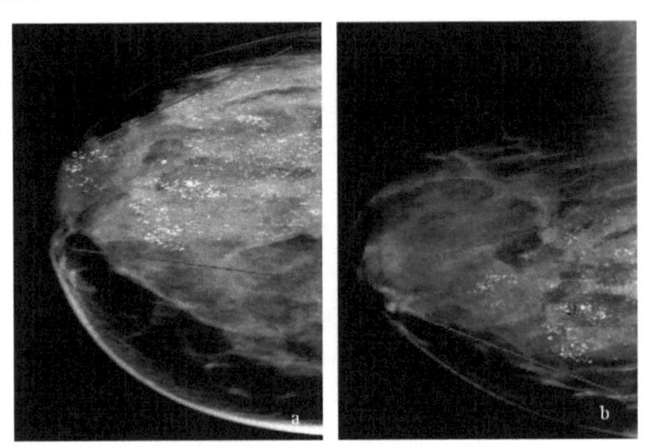

Fig. 57. Non-specific infiltrating carcinoma. Mammogram (a) frontal view (b) oblique view. Polymorphic microcalcifications with a few coarsely heterogeneous microcalcifications, arranged
segmented.

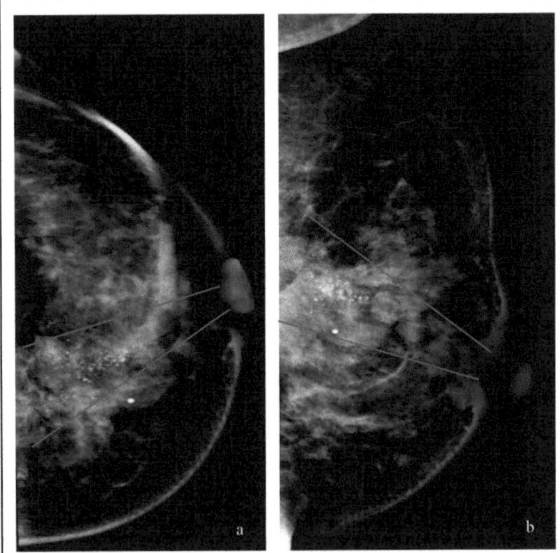

Fig. 58. Non-specific infiltrating carcinoma. Mammography (a) frontal view (b) oblique view. Polymorphic microcalcifications associated with coarse, heterogeneous microcalcifications of
segmented.

3.3. Carcinoma lobular invasivo

O carcinoma lobular invasivo é uma proliferação epitelial de tipo lobular com extensão das células tumorais até à membrana basal. Representa menos de 5 a 15% dos cancros invasivos. Na mamografia, apresenta-se geralmente como uma massa espiculada densa ou como uma assimetria arquitetónica. As microcalcificações são raras neste tipo de carcinoma e variam de 1 a 16% consoante as séries [24, 25]. São inespecíficas e de todos os tipos (Fig. 59).

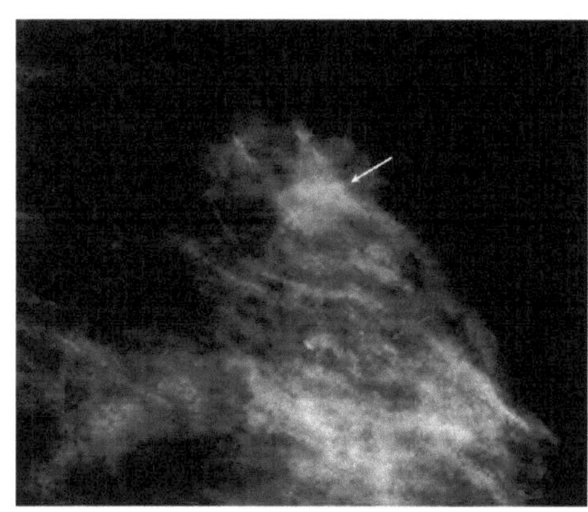

Fig. 59. Invasive lobular carcinoma. Mammogram. Spiculated mass (white arrow) associated with a few dusty microcalcifications (red arrow).

REFERÊNCIAS

1.Couturaud B, Fitoussi A. Anatomia / cirurgia do cancro da mama. Tratamento conservador, oncoplastia. Técnicas cirúrgicas em ginecologia. Elsevier Masson; 2011; 4-7.

2.Frappart L, Boudeulle M, Boumendil J, Hu Chi L, Martinon I, Paladyer C et al. Structure and composition of microcalcifications in benign and malignant lesions of the breast. Human Pathol 1984; 15: 880-889.

3.Frappart L, Remy I, Hu Chi L, Bremond A, Raudrant D, Grousson B et al. Diferentes tipos de microcalcificações observadas em patologia mamária. Correlações com o diagnóstico histopatológico e o exame radiológico de peças operatórias. Virchows Arch 1986; 410: 179-187.

4.Galkin BM, Feig SA, Patchesky AS et al. Ultra-estrutura e microanálise de calcificações mamárias "benignas" e "malignas". Radiologia 1977; 124: 245-249.

5.Baur A, Bahrs SD, Speck S, Wietek BM, Kremer B, Vogel U, et al. Ressonância magnética da mama de carcinoma ductal puro in situ: sensibilidade do diagnóstico e influência das características da lesão. Eur J Radiol 2013;82:1731-7.

6.Hammersleya JA, Partridgeb SC, Blitzera GC, Deitcha S, Rahbarb H. Manejo de lesões mamárias de alto risco encontradas em mamografia ou ultrassom: o valor da ressonância magnética com contraste para excluir malignidade. Imagem Clínica 49; 2018; 174-180. https://doi.org/10.1016/j.clinimag.2018.03.011

7.Andolina VF, Lill√© SL, Willison KM, Mammographic Imaging. Um guia prático. 2 nd ed. Lippincott Williams and Wilkins; 2001.

8.Austin C. R e Short R. V. Hormonal Control of Reproduction. 2ª edição de Reproduction in Mammals, Vol.3. Cambridge: Cambridge University Press. 1984.

9.Faulconer LS, Parham CA, Connor DM, Kuzmiak C, et al. Efeito da compressão da mama na visibilidade das características da lesão com imagens melhoradas por difração. Acad Radiol 2010; 17 (4) : 433-40. Epub 2009 Dec 29.

10. Kinzelin S. Posicionamento, o √©tape cl√© do exame de mamografia. Imagerie du sein Elsevier Masson, 2012; 2: 19-27.

11. Mancuso S, Ottolenghi G. A projeção oblíqua no estudo radiológico da mama. Minerva Ginecol 1989; 41 (7): 325-8.

12. Konguth PJ, Rimer BK, Conaway MR, et al. Impacto da compressão controlada pelo paciente na experiência mamográfica. Radiology 1993; 186 (1): 99-102.

13. Muntz EP, Logan WW, Tamanho do ponto focal. E supressão de dispersão em mamografia de ampliação. AJR Am J Roentgenol 1979; 133 (3): 453-9.

14. D'Orsi CJ et al. ACR BI-RADS ¬Æ Atlas, Sistema de Relatórios e Dados de Imagiologia da Mama. Reston, VA, Colégio Americano de Radiologia; 2013.

15. Frouge C,Guinnebretière JM, Contessor et al.Fisiopatologia das microcalcificações mamárias.Feuillets de radiologie1994;34: 370-8.

16. Lévy L, Michelin J, Teman G, Martin B, Lacan A, Dana A e Meyer D. Diagnóstico das microcalcificações mamárias. Encycl Méd Chir (Elsevier, Paris), Radiodiagnóstico - Urologia-Ginecologia, 34-825-A-10, 1999, 27 p.

17. Virning BA, Tuttle TM, Shamliyan T, Kane RL. Carcinoma ductal in situ da mama: uma revisão sistemática da incidência, tratamento e resultados. J Natl Cancer Inst 2010; 102(3): 170-8.

18. Conferência de consenso sobre a classificação do carcinoma ductal in Situ. Cancro 1997; 80(9): 1789-802.

19. INCa. Recomendações e directrizes: cancro da mama in situ. Boulogne-Billancourt : INCa; 2009.

20. Heywang-Köbrunner SH, Schreer I, Dershaw D, Grumbach Y. Diagnóstico por imagem do corpo. Mamografia, ultra-sons, ressonância magnética, técnicas de intervenção. Paris: Masson; 2000.

21. Travade A, Isnard A, Grimbergue H. Imagerie de la pathologie mammaire. Paris : Masson; 1995.

22. Hagay C, Chérel P, de Maulmont C, Ouhioun O, Nodiot P, Plantet MM. Tratamento das microcalcificações. J Le Sein 2001; t.11 (1-2) : 79-99.

23. Lakhani SR, Ellis IO, Schnitt SJ, Tan PH, van de Vijver MJ (Eds.): WHO Classification of Tumours of the Breast (Classificação da OMS para os tumores da mama). IARC: Lyon 2012.

24. Harvey JA. Cancros da mama invulgares: pistas úteis para expandir o diagnóstico diferencial. Radiologia 2007;242:683-94.

25. Le Treut A, Jeantet B, Boisserie-Lacroix M, Trojani M. Carcinomas tubulares da mama: aspectos radio-clínicos. Rev Im Med 1991;(3-4):257-60.

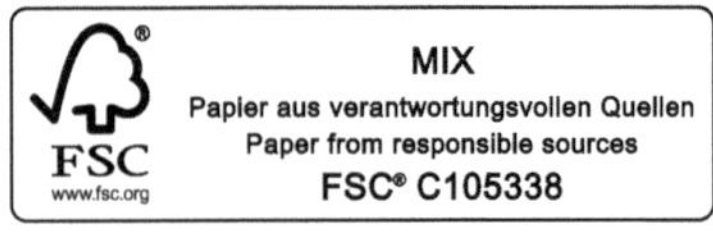

Printed by Books on Demand GmbH, Norderstedt / Germany